中华医学会超声医学分会 | 组织编著

胰腺超声检查规范

主　编　姜玉新　吕　珂

副主编　杨爱明　谢晓燕　严　昆　罗　燕　王晓曼

编　委（以姓氏笔画为序）

王若蛟　北京协和医院　　　　　罗　燕　四川大学华西医院

王晓曼　首都医科大学附属　　　周彤彤　北京协和医院
　　　　北京儿童医院　　　　　赵瑞娜　北京协和医院

吕　珂　北京协和医院　　　　　姜玉新　北京协和医院

仲光熙　北京协和医院　　　　　桂　阳　北京协和医院

孝梦甦　北京协和医院　　　　　夏　宇　北京协和医院

严　昆　北京大学肿瘤医院　　　郭　涛　北京协和医院

杨爱明　北京协和医院　　　　　黄雪培　北京协和医院

何蒙娜　浙江大学附属第一医院　常晓燕　北京协和医院

张　青　北京协和医院　　　　　韩　洁　中国医学科学院肿瘤医院

张　璟　北京协和医院　　　　　谢晓燕　中山大学附属第一医院

陈　杰　北京协和医院　　　　　蔡　胜　北京协和医院

陈天娇　北京协和医院　　　　　谭　莉　北京协和医院

学术秘书　陈天娇（兼）

人民卫生出版社

图书在版编目（CIP）数据

胰腺超声检查规范 / 姜玉新, 吕珂主编. —北京：人民卫生出版社, 2018

ISBN 978-7-117-26238-5

Ⅰ. ①胰… Ⅱ. ①姜…②吕… Ⅲ. ①胰腺疾病－超声波诊断－规范 Ⅳ. ①R576.04-65

中国版本图书馆 CIP 数据核字（2018）第 073156 号

| 人卫智网 | www.ipmph.com | 医学教育、学术、考试、健康，购书智慧智能综合服务平台 |
| 人卫官网 | www.pmph.com | 人卫官方资讯发布平台 |

胰腺超声检查规范

主　　编：姜玉新　吕　珂
出版发行：人民卫生出版社（中继线 010-59780011）
地　　址：北京市朝阳区潘家园南里 19 号
邮　　编：100021
E - mail：pmph @ pmph.com
购书热线：010-59787592　010-59787584　010-65264830
印　　刷：北京铭成印刷有限公司
经　　销：新华书店
开　　本：710×1000　1/16　印张：8
字　　数：152 千字
版　　次：2018 年 5 月第 1 版　2018 年 5 月第 1 版第 1 次印刷
标准书号：ISBN 978-7-117-26238-5/R · 26239
定　　价：56.00 元

打击盗版举报电话：010-59787491　E-mail：WQ @ pmph.com
（凡属印装质量问题请与本社市场营销中心联系退换）

序

胰腺作为腹膜后脏器，部位深在，周围结构复杂，被称为"隐士"器官。胰腺疾病的发现、诊断及治疗始终都是医学界的难点，在现代医学发达的今天，我们对多种胰腺疾病依旧束手无策。所幸，近几十年来，多学科的交叉让我们对胰腺疾病的了解不断加深，其中影像学技术的发展对于胰腺疾病的诊断治疗具有重要的意义。

就超声影像来说，随着检查技术的提升，经典的经腹部观察路径不仅可以提供较为精准的胰腺及胰周组织、血管的声像图，而且发展了超声造影微血管成像、弹性成像、三维血管成像等新技术；经胃、十二指肠的内镜超声技术的问世和不断发展，克服了传统路径易受腹腔气体干扰的缺陷，大大提高了胰腺超声的分辨率，使得胰腺病灶细节的呈现今非昔比，为疾病的定位及定性诊断提供了更为可靠的手段。同时，上述技术也丰富和拓展了超声引导下的介入活检及治疗方法，既有传统的简便有效的经皮穿刺活检、引流等，又有经胃、经十二指肠活检及各种肿瘤治疗，胆管、胰管的造影与支架植入等。这些现代超声新技术的联合应用使得胰腺疾病的临床诊治水平发生了革命性的改变。

本指南内容全面，图文并茂，同时紧密结合临床实践需求，每一章节涵盖流行病学及病因、临床表现、超声表现、超声造影表现、报告内容及注意事项和鉴别诊断，不仅可以成为影像学医生的工具书，也可以作为临床医生的参考书。希望各位医学界读者朋友的临床及研究工作能够藉此书得到借鉴与帮助，更希望能藉此书增加交流，共同促进胰腺病学的发展。

中国科学院院士
北京协和医院院长

前 言

本《胰腺超声检查规范》基于两项课题研究成果，一项为原国家卫生和计划生育委员会公益性行业科研专项项目"科学化精细化多学科综合诊疗模式的建立（201402001）——医学影像技术综合诊断平台的规范与完善"，另一项为中国医学科学院医学与健康科技创新工程协同创新团队项目"消化道肿瘤发生发展的分子特征和临床应用研究（2016-I2M-3-005）——基于超声微血管显像的胰腺导管腺癌相关微环境研究"。同时，又有幸邀请到了我国胰腺疾病超声研究和临床实践中最富盛名的数位专家倾力相助，结合该领域国际医学前沿，从胰腺超声的规范检查方法，到各种胰腺病变的超声表现及诊断要点，特别增加了超声新技术，包括胰腺疾病超声弹性成像、超声造影微血管成像、胰周血管超声造影三维成像等，涵盖了经腹超声指南、内镜超声指南、介入操作指南、细胞病理学诊断指南等，旨在对各位超声同仁的临床及科研工作有所帮助，并为读者呈现了胰腺超声领域的广阔视野。

本规范的编写得到了课题组成员、超声界同仁、众多超声专家及相关专业人员的大力支持，在此，我对参加本书编写、审校工作的所有作者、工作人员致以诚挚的谢意。本书的作者都长期从事胰腺疾病的超声临床及研究工作，具有丰富的临床经验，编写过程中，大家通力合作、齐心协力，反复修改完善，字斟句酌，他们严谨认真的态度令人感动，正是这种对超声事业的执着、奉献精神，保证了该书的高质量顺利完成。

由于收集的信息和资料有限，本书中难免存在不足之处，敬请广大读者指正，共同促进胰腺超声学的发展。

姜玉新 吕 珂

2017 年 11 月

目　录

第一章

胰腺超声检查规范

第一节　胰腺常规超声检查规范

一、胰腺超声检查目的

检查目的分为两大类,包括常规体检和对胰腺病变的评估,后者又包括炎症性病变及占位性病变。对胰腺炎症性病变超声检查的目的是评估急慢性胰腺炎的类型、程度,是否有脓肿、假性囊肿形成,观察是否有胆道系统的结石以分析导致胰腺炎的可能原因;对胰腺占位性病变超声检查的目的是对病灶特征进行描述、鉴别病灶的良恶性、评估病灶是否可以进行穿刺、切除及对病灶进行分期。

二、适应证及禁忌证

(一)适应证

临床怀疑有胰腺病变者均可行超声检查,胰腺的疾病可归纳为以下几类:

1. 炎症性病变

(1)急性胰腺炎,水肿型、出血坏死型。

(2)慢性胰腺炎,可由各种原因引起,如胆道结石、感染等。

(3)自身免疫性胰腺炎,即 IgG4 相关性胰腺炎。

(4)胰腺结核。

2. 囊性病变

(1)假性囊肿。

(2)真性囊肿:单纯性囊肿如先天性囊肿、后天性囊肿(潴留性囊肿、寄生虫性囊肿等)、VHL(Von Hippel-Lindau, VHL)综合征;囊性肿瘤如囊腺瘤、囊腺癌、胰腺导管内乳头状黏液性肿瘤(intraductal papillary mucinous tumor or neoplasm of the pancreas,IPMT or IPMN)、实性假乳头状瘤及罕见囊性肿瘤如胰腺囊性畸胎瘤等。

3. 实性占位性病变

（1）胰腺内分泌肿瘤，分为功能性和无功能性两大类。

（2）胰腺癌。

（3）壶腹周围肿瘤。

（4）罕见实性肿瘤如淋巴瘤、转移癌。

4. 先天性胰腺结构异常

（1）环状胰腺。

（2）胰腺分裂。

5. 胰腺外伤

6. 胰腺介入性超声

（1）实性病变的诊断性穿刺活检。

（2）囊性病变的治疗性抽吸、引流、硬化等。

（二）禁忌证和局限性

1. 经腹胰腺超声检查无明确禁忌证　但超声造影检查时需除外过敏史，有严重心肺疾病的病人慎用，妊娠及哺乳期妇女禁用，局限性为易受胃肠道气体干扰。

2. 经食管腔内胰腺超声检查禁忌证和局限性　食管静脉曲张、食管狭窄、炎症、食管癌者；活动性上消化道出血；有食管手术或纵隔放射治疗史；严重心律失常、心力衰竭及心肌梗死急性期；剧烈胸痛、胸闷、咳嗽不能缓解者；持续高热不退或体质极度虚弱者。

3. 胰腺介入治疗的禁忌证和局限性　常规超声显示病灶或目标不清楚、不明确者；大量腹水；凝血功能明显异常；穿刺入路无法避开大血管及重要器官；病灶可能因穿刺操作扩散或污染胸膜腔或腹膜腔。

三、检查操作

（一）仪器设备

经腹常规检查胰腺，对超声仪器无特殊要求，内镜超声则需要专用仪器和操作技术准备。成人胰腺检查频率范围为 3～5MHz，肥胖者可用 2.5MHz，婴幼儿适用频率为 5～10MHz；凸阵、线阵或者扇形探头均可。

（二）检查前准备

检查前应禁食 8 小时以上，检查前一天晚上清淡饮食，禁食豆、奶等易产气食物，次日晨起空腹状态下做检查。胰腺超声检查应先于当日其他影像学检查如胃肠镜、钡餐等，因为胰腺位于腹膜后，位置较深，优先检查可尽量避免胃肠道气体干扰及避免强回声钡餐等增强剂的影响。如胰腺仍显示欠佳，建议饮水400～800ml 后以胃为透声窗，能够有助于胰腺的显示。

（三）检查体位

1. 仰卧位 为常规和首选体位，充分暴露上腹部，患者深吸气时可通过下移的肝脏及充盈的胃作声窗观察胰腺。

2. 侧卧位 当胃肠道内气体较多遮挡部分胰腺结构时，可饮水后左侧卧位时观察胰尾，右侧卧位时观察胰腺头、体部，因为不同侧卧位时胃肠道内气体相应移向对侧。

3. 半卧位或坐位 当胃肠道内气体较多时，也可采用这些体位使肝脏充分下移，推开充气的胃肠道，同时胃内的气体上移至胃底，有助于对胰腺的显示，尤其是饮水后下移的胃体部是良好的透声窗。

4. 俯卧位 当胃肠胀气严重或病人无法饮水时，此体位以脾、左肾为透声窗，经左侧腹或背侧斜冠状扫查有助于胰尾的显示。

（四）标准切面及正常声像图

1. 长轴切面 该切面显示胰腺呈一横跨脊柱前方的长条形无包膜结构，脾静脉长轴为主要标志。胰腺边缘整齐光滑，实质为均匀的点状回声，较肝实质回声稍高稍粗，胰腺的回声可随年龄增长而逐渐增高，老年人的胰腺由于胰腺组织萎缩，而纤维组织和脂肪组织不断增加，回声可明显高于肝实质。该切面应显示的结构包括胰头、胰颈、胰体、部分胰尾和胰体部的主胰管。此外，还应识别胰腺周围的解剖结构（图1-1-1）：

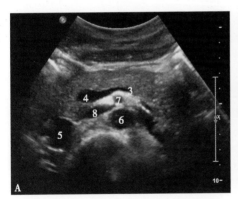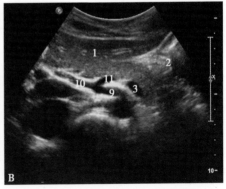

图 1-1-1 胰腺长轴切面

1：肝左叶；2：胃；3：脾静脉；4：门静脉；5：下腔静脉；6：腹主动脉；7：肠系膜上动脉；8：左肾静脉；9：腹腔干；10：肝动脉；11：脾动脉

2. 短轴切面

（1）胰头颈部：胰头短轴切面以下腔静脉长轴为主要标志，胰颈短轴切面以肠系膜上静脉为主要标志，应显示及识别的解剖结构（图1-1-2）：

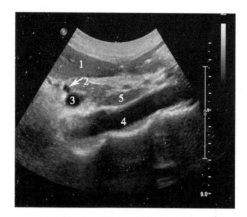

图 1-1-2　胰腺头颈部短轴切面

1：肝左叶；2：胃十二指肠动脉；3：门脉汇合处；4：下腔静脉；
5：胰腺钩突部，位于肠系膜上静脉的背侧

（2）胰体：腹主动脉长轴为主要标志，应显示及识别的解剖结构（图 1-1-3）：

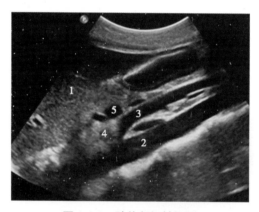

图 1-1-3　胰体部短轴切面

1：肝左叶；2：腹主动脉；3：肠系膜上动脉；
4：腹腔干；5：脾静脉

（3）胰尾：胰尾短轴不易显示，常见切面以左肾与脊柱左侧缘为主要标志，应显示及识别的解剖结构（图 1-1-4）：

（五）检查方法

1.检查技巧　根据标准切面对应扫查位置及方向：胰腺长轴切面一般于上腹部剑突下横切扫查获得，也是最常用的胰腺扫查方法，扫查时将探头向左上倾斜 15°～30°，呈左高右低位，从上往下加压缓慢扫查；而后用纵切扫查自右向左补充胰腺短轴切面；左侧腹斜冠状扫查方法是对经腹横切扫查及纵切扫查显示胰尾困难的病例的补充。

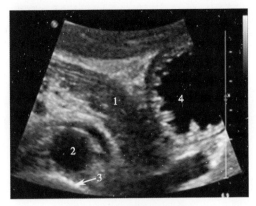

图 1-1-4 胰尾部短轴切面
1：胰尾；2：腹主动脉；3：脊柱左侧缘；4：结肠脾曲

2. 检查内容 对胰腺的观察包括位置、大小、形态、轮廓、回声、胰管等；对于胰腺占位性病灶则需多切面结合以明确病变的大小、位置、回声、血供及与胰管的关系，并评估病变与周围器官、血管的关系，如有无浸润胆管、周围脂肪，血管有无受压移位、变形及血管内有无瘤栓，周围淋巴结有无肿大等；对于炎症性病变还应仔细观察有无胆管、胰管结石以及有无胰周、肾前间隙积液等腹腔情况。

3. 正常测值 胰腺的测量以胰腺厚径即前后径为准，以厚度判断胰腺是否肿大，在相应短轴切面测量各部位的厚度，即在下腔静脉前测量胰头（不包括钩突部），在腹主动脉前测量胰体，在脊柱左缘测量胰尾。胰头厚径一般不超过2.5cm，胰体不超过2.0cm，胰尾不超过1.5cm，但由于胰腺大小个体间的差异非常大，有学者总结一个地区的人群得出胰头的厚度为0.6～2.8cm，胰体为0.4～2.3cm，胰尾为0.5～2.8cm，且随着年龄增长还会逐渐萎缩，所以对胰腺大小的评估需综合分析。主胰管的内径正常值一般不超过0.3cm。

（六）**检查报告**

正常胰腺的报告：胰腺大小、形态未见明显异常，边界清，内部回声均匀，胰管未见扩张，胰周未见异常回声，CDFI：血流信号未见异常。

提示：胰腺未见明显异常。

四、注意事项

胰腺位置深，为腹膜后位器官，周围毗邻较多脏器及血管，但胰腺本身无清晰的包膜，且前有胃肠道气体的干扰，因而胰腺是腹部超声检查最困难的脏器，故检查者一定要熟悉胰腺及其周围的解剖结构，牢记标准切面的超声解剖。胰腺超声检查操作时要注意：

1. 被检者要做好充分的检查前准备，如需饮水观察，嘱咐患者避免大口吸气造成气体进入胃内而影响观察,若通过改变体位及饮水等方法后仍不能显示胰腺,建议择期再查。

2. 要熟悉胰腺形态的变异,正常胰腺长轴切面可有蝌蚪形、哑铃形和腊肠形三种形态。

3. 对脾静脉的定位,勿将头侧的脾动脉及足侧的左肾静脉认为是脾静脉。

4. 当胰管均匀性扩张时,勿将其认为是正常走行的脾静脉而漏诊原发病,此外胰体尾部的肿物可使脾静脉移位,导致胰腺定位困难,上述情况均可通过彩超确定脾静脉。

5. 胰头钩突部及肝尾状叶误认为胰头区占位,胰腺周围肿大的淋巴结也易误认为胰腺肿瘤,此时可通过多切面结合观察后排除。

6. 胰头区的囊性无回声需排除十二指肠积液,可通过观察有无蠕动或改变体位来鉴别。

7. 胰尾是最难显示的部位,饮水及左侧腹斜冠状切面扫查有助于胰尾的显示。

8. 腹膜后纤维化声像图可表现为近似胰腺的回声带,但纤维化常发生在腹主动脉与肠系膜上动脉之间,脾静脉的后方,不符合胰腺的解剖位置。

(吕　珂　姜玉新　何蒙娜)

第二节　胰腺超声新技术检查规范

一、超声造影

(一)检查目的
对胰腺局灶性或弥漫性病变的定性、定位、切除可能性诊断和疗效的评估。

(二)适应证
1. 常规超声显示的胰腺局灶性病变。
2. 其他影像学显示,但常规超声显示不清的病变。
3. 慢性胰腺炎胰腺不规则肿大。
4. 急性胰腺炎胰腺坏死范围的评估。
5. 闭合性腹部外伤,疑存在胰腺损伤。
6. 超声造影引导下行组织活检或介入治疗。
7. 胰腺移植,评估供体血管通畅性和灌注情况,以及术后随访。
8. 胰腺癌的可切除性评估。
9. 胰腺癌局部动脉灌注化疗、局部放疗、消融治疗、靶向治疗等的随访和疗效评价。

（三）禁忌证和局限性

1. 禁忌证（同超声造影剂禁忌证）

（1）已知对六氟化硫或造影剂其他成分有过敏史的患者。

（2）近期急性冠脉综合征或临床不稳定性缺血性心脏病患者。

（3）伴有右向左分流的心脏病患者、重度肺动脉高压患者（肺动脉压 >90mmHg）、未控制的系统高血压患者和成人型呼吸窘迫综合征患者。

（4）孕妇和哺乳期患者。

（5）18 岁以下患者。

2. 局限性

（1）胰腺属于腹膜后位器官，位置深，不易显示全胰，尤其病变位于胰头钩突部和胰尾。

（2）胰腺病变较小时不易定位。

（四）检查前准备

1. 了解患者的临床资料（病史、实验室和其他影像学检查）和检查目的，判断是否适合造影检查，排除禁忌证，并签署知情同意书。

2. 按照说明书进行造影剂的配制。

3. 建立外周静脉通道。

（五）仪器设备与扫查方法

具备超声造影功能的超声仪器及与其匹配的探头。常用的低机械指数（mechanical index，MI）实时超声造影成像技术包括：①反向脉冲谐波成像（pulse inversion harmonics imaging，PIHI）；②功率调制的反向脉冲成像（power-modulated pulse inversion imaging，PMPI），即造影脉冲系列成像（contrast pulse sequence，CPS）；③造影谐波成像（contrast harmonic imaging，CHI）。

仪器的调节：① MI 的调节，根据不同的造影软件成像效果对 MI 进行调整，以获取高信噪比成像，一般不宜超过 0.2；②增益的调节，注射造影剂前使用增益调节图像至胰腺实质无回声，胰腺包膜隐约可见；③病灶置于图像的中央，聚焦点置于目标病灶的深部水平；④帧频的调节，一般设定在 8～20 帧 /s；⑤探头频率的选择，一般使用中心频率为 3.5MHz 的凸阵探头；⑥动态范围的调节，适当的动态范围有助于真实地显示组织增强的差异；⑦为保证目标病灶不脱靶，建议采用双幅显示；⑧胰腺造影时应显示病变的最大切面，且包括部分正常胰腺实质以便对比。在静脉期观察胰腺病变与周围血管的解剖关系，判断有无血管压迫或受侵；并扫查全肝，了解肝内有无转移。

（六）胰腺超声造影的时相划分与观察内容

①动脉期（arterial phase，AP），即增强早期，从注射造影剂开始至 30s（图

7

1-2-1A、B）；②静脉期（venous phase，VP），即增强晚期，注射造影剂后30～120s（图1-2-1C）。

CEUS的观察内容：①增强速度：根据病灶与相邻胰腺实质开始增强时间的比较，分为快、等、慢增强；②增强程度：以相邻胰腺实质增强水平为参照，分为无增强、低增强、等增强和高增强；③造影剂分布特征：均匀增强、不均匀增强、特殊增强（包膜样强化、分隔状强化）；④时间-强度曲线（time-intensity curve，TIC）：利用定量分析软件对存储的动态超声造影图像进行定量分析，于病灶内及相邻胰腺实质分别选取同等大小的感兴趣区（region of interest，ROI），应避开灌注缺损区和明显的血管结构，软件自动生成相应的TIC和定量参数。不仅可用于胰腺局灶性病变的灌注分析，也可用于弥漫性胰腺病变和胰腺肿瘤化疗、靶向治疗后的疗效评估。

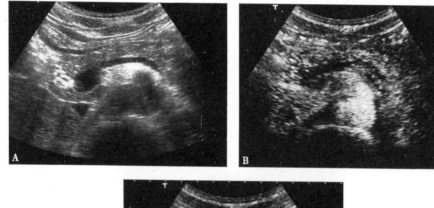

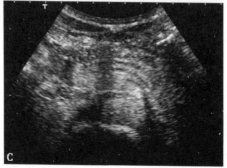

图1-2-1　正常胰腺

A：造影前；B：造影后（动脉期）；C：造影后（静脉期）

（七）常见胰腺局灶性病变的典型超声造影表现

1.导管腺癌（ductal adenocarcinoma）　病灶增强晚于胰腺实质，增强早期及晚期呈不均匀低增强；部分（约50%）病灶内增强早期可见肿瘤血管；增强晚期病灶边界更加清楚（图1-2-2）。

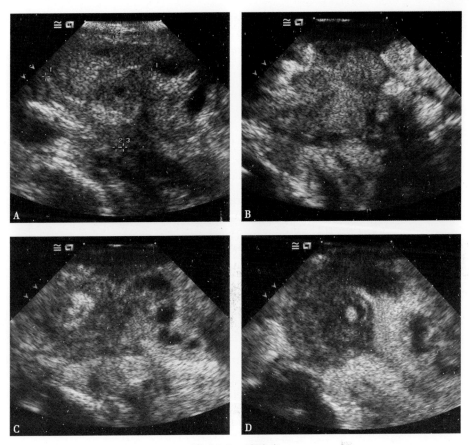

图 1-2-2　胰腺癌

A：胰腺癌超声造影前；B：超声造影动脉期呈低增强；C：超声造影静脉早期（49s）呈低增强；D：超声造影静脉晚期（94s）呈更低增强

　　2. 神经内分泌肿瘤（neuroendocrine neoplasm）　典型表现为增强早期病灶早于或与胰腺实质同步增强，增强水平高于胰腺实质；增强晚期病灶消退为低增强、等增强或高增强（图 1-2-3）。

　　3. 局限性胰腺炎（mass-forming pancreatitis）　大多数（90%）与胰腺实质同时增强，增强早期及晚期均呈等增强。

　　4. 浆液性囊腺瘤（serous cystadenoma）　病灶呈多房小囊样改变，CEUS 显示病灶内多发分隔明显强化，内可见多个无增强区的小囊，有些微囊型浆液性囊腺瘤由于囊腔小、分隔密集，CEUS 呈明显强化，易被误诊为实性病变。

　　5. 实性假乳头状瘤（solid-pseudopapillary tumor）　超声造影多可见包膜环状强化，较大病灶增强早期及晚期内部呈不均匀等增强，并可见多个大小不一的无增强区；较小病灶增强早期呈等或低增强、增强晚期呈低增强，内未见无增强区。

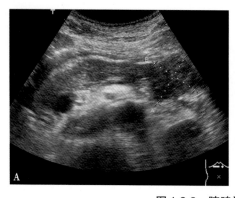 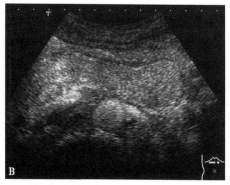

图 1-2-3　胰腺神经内分泌肿瘤
A：二维超声呈低回声；B：超声造影动脉期呈均匀稍高增强

6. 黏液性囊腺瘤（mucinous cystadenoma）　二维超声多为边界较清的囊实混合结构，超声造影增强早期常表现为囊壁均匀的等增强，少数可为高增强，增强晚期多数为等增强。囊壁可见小结节隆起，直径小于 0.5cm。

7. 黏液性囊腺癌（mucinous cystadenocarcinoma）　与黏液性囊腺瘤有时很难鉴别。超声造影增强早期常表现为等增强或高增强囊实混合结构，增强晚期多数为低增强，囊壁和分隔不均匀增厚，病灶实性成分增多，增强不均匀，形态不规则，囊壁结节隆起形态不规则，直径大于 0.5cm。

8. 胰腺假性囊肿（pseudocyst）　超声造影显示囊壁、囊内间隔和实性回声部分均呈无增强。

（八）报告内容及注意事项

胰腺超声造影报告包括：①病变的部位、数目、大小、形态、边界、回声、与胰胆管及周边大血管的关系；②病变开始增强时间及相邻胰腺实质增强时间，比较两者增强速度的快慢；③动脉期病变的增强表现（增强程度、造影剂分布特征）；④静脉期病变的增强表现；⑤肝内转移情况。

二、弹性成像

（一）检查目的
1. 评估胰腺纤维化程度。
2. 评估胰腺局灶性或弥漫性病变的硬度。

（二）适应证
1. 常规超声显示的胰腺局灶性病变。
2. 慢性胰腺炎胰腺不规则肿大。

（三）禁忌证和局限性
无绝对禁忌证。

局限性：①过度肥胖、肠气重等不能获取清晰的二维图像的患者；②不能配合屏气的患者；③放化疗或支架置入术后的患者；④胰管明显扩张伴胰腺实质萎缩的患者。

（四）仪器设备

具备弹性成像功能的超声仪器及与其匹配的探头。

（五）检查前准备

患者检查前 24 小时清淡饮食，禁食≥8 小时。

（六）检查技术

胰腺的经腹弹性超声检查有一定的困难，由于受皮下脂肪和肠气的干扰，较难得到满意的图像，但内镜超声的弹性成像效果更好，图像质量更高。

1. 应变力弹性成像技术 Real-time Tissue Elastography™，RTE（Hitachi Aloka）；Elastography™（GE，Toshiba，Philips）；eSieTouch™ Elasticity Imaging（Siemens）。

2. 剪切波弹性成像技术 Virtual Touch™ Quantification，VTQ（Siemens）；Virtual Touch™ Imaging，VTI（Siemens）；ElastPQ™（Philips）；Shear Wave™ Elastography，SWE（SSI）。

（七）正常声像图（图 1-2-4）

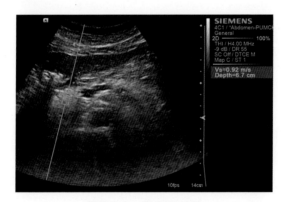

图 1-2-4 胰头区 VTQ

（八）报告内容及注意事项

弹性成像报告包括：①病变的部位、数目、大小、形态、边界、回声、与胰胆管及周边大血管的关系；②剪切波弹性成像的病变和周围组织的剪切波速（m/s）或杨氏模量（kPa）。应变力弹性成像的弹性评分。

应用应变力弹性成像评估胰腺纤维化和弥漫性病变时，应将感兴趣区（region of interest，ROI）置于靶目标区域；而对于局灶性病变应包括部分周围的胰腺实质。因应变力弹性成像是依靠腹主动脉的搏动进行成像，检查时不能对探头加压，且应将探头、肿物及腹主动脉置于同一直线水平，所以，该弹性成像技术不适于胰头、胰尾病变，及严重的腹主动脉粥样硬化、大动脉炎累及腹主动脉的患者。

VTQ 目前的技术不适于小于 10mm × 6mm 的病变。另外，病变位置过深时，因声波衰减会出现剪切波速（shear wave velocity，SWV）测值偏低。当 SWV 显示为"X，XX m/s"时，则提示肿物为非实性或硬度过大。

此外，不能同时进行超声造影与剪切波弹性成像操作，必须在造影微气泡在体内彻底消失一定的时间后才能进行弹性成像检查。

三、超声内镜

超声内镜（endoscopic ultrasonography，EUS）是发现胰腺微小病变敏感性最高的影像检查技术，特别是对于小于 2cm 以下的肿瘤，与经腹超声、CT、MRI 比较有较大的优势。没有盲区，能均匀显示整个胰腺、胰腺被膜、胰管壁。对 2cm 以下的肿瘤诊断率达 80%～95%，血管浸润的诊断准确率 85%～92%。

（一）检查目的

1. 发现胰腺微小病变。

2. 了解胰腺肿物对血管的侵犯情况。

（二）适应证

1. 不明原因的胆管和胰管扩张。

2. 临床和实验室资料高度怀疑胰腺肿瘤，但普通超声、CT、MRI 等未能发现病灶。

3. 各影像学检查结果相矛盾，需进一步确诊。

4. 决定手术方式，对性质诊断已明确病例的肿瘤的血管侵犯情况进行了解。

（三）禁忌证和局限性

无绝对禁忌证。上消化道狭窄、胃肠道吻合病例有检查不成功的可能。

局限性：①侵入体内检查，需要镇静药物；②视野较小，对较大病变难以全面观察。

（四）仪器设备

具备超声探头的内镜系统，有的仪器具备内镜超声造影功能。

（五）检查前准备

患者检查前 24 小时清淡饮食，禁食≥8 小时。检查前口服去泡剂、咽喉表面麻醉剂，为抑制胃肠蠕动使用丁溴东莨菪碱（解痉灵），并使用镇静剂。取左侧卧位。

（六）检查技术

检查胰腺时内镜的先端先插至十二指肠乳头稍远处，充盈水囊，以少量脱气水为介质,然后边退镜边扫查,分别在十二指肠降段、球部、胃体扫查胰头、胰体、胰尾。内镜超声的成像效果更好,图像质量更高,没有盲区。

(七)正常声像图

胰腺实质回声均匀,包膜平滑,胰管壁为高回声,胰周门静脉、肝动脉、腹腔动脉、肠系膜上动脉、脾动静脉均可清晰显示(图1-2-5)。

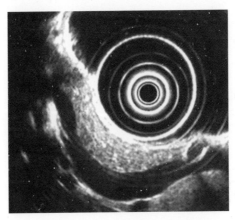

图1-2-5 正常胰腺超声内镜图像

(八)胰腺病变的超声内镜表现

胰腺癌:①肿块边界模糊,周边部分呈低回声,散在钙化灶和液化区(图1-2-6);②肿瘤旁胰管受压或管壁回声中断,或胰管内实性回声,肿瘤远端的胰管平滑扩张,近端胰管扩张不明显,无胰管穿通征;③肿瘤突破胰腺生长时,胰腺外膜模糊,回声减低;浸润邻近器官时,相邻器官浆膜层断裂;④门静脉受浸润时,门静脉壁回声层断裂。动脉受浸润时,管壁的回声层中断;胆管受浸润时,扩张的胆管中断在胰腺的低回声肿物内,并有胆管壁回声减低或消失;⑤胰腺周围可见肿大的淋巴结。

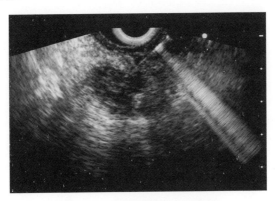

图1-2-6 胰腺癌超声内镜表现

胰腺内分泌肿瘤：①多为境界明了的小圆形低回声肿瘤，普通超声不易显示，EUS 有助于检出病变；②肿瘤内部血流信号丰富。

（九）报告内容及注意事项：

超声内镜报告应报告进镜是否顺利、胃肠黏膜有无病变、乳头开口大小及有无胆汁流出。胰腺实质回声是否均匀，包膜，胰管内径和形态，胰腺内肿物的大小、位置、形态、回声、边界、血流丰富程度、与胰管、胆管、血管、脾脏等周围器官的关系。胰周门静脉、肝动脉、腹腔动脉、肠系膜上动脉、脾动静脉内腔和管壁是否清晰显示。

（吕　珂　姜玉新　韩　洁　谢晓燕）

第二章

胰腺疾病的超声检查规范

第一节　胰　腺　炎

一、急性胰腺炎

（一）流行病学及病因

急性胰腺炎（acute pancreatitis，AP）是胰酶对胰腺组织自身消化导致胰腺腺泡细胞的损伤，同时伴有局部或全身的炎症反应。严重程度可以从轻度水肿到胰周坏死感染，甚至可以导致多器官功能衰竭综合征。组织病理学上，急性胰腺炎分为急性水肿型胰腺炎和急性出血坏死型胰腺炎，前者居多，以间质充血、水肿和炎细胞浸润为主，而后者以胰腺实质坏死、血管损害、脂肪坏死为主伴炎细胞浸润。AP 病因很多，主要发病因素为胆道疾病，尤其是胆道结石。文献报道急性胆源性胰腺炎发病率约占 AP 的 15%～50%，在我国占 AP 的 60% 以上。此外，感染、药物、酒精、手术及创伤、肿瘤、自身免疫因素、代谢、妊娠、遗传、特发性等也占一定比例。

（二）临床表现

AP 的临床表现与其病情严重程度相关。以腹痛、发热、恶心、呕吐等多见，急性胆源性胰腺炎还可伴随黄疸，当出现胰腺假性囊肿或胰腺脓肿时可扪及腹部包块。Grey-Tuner 征（双侧或者单侧腰部皮肤出现蓝-绿-棕色大片不规则瘀斑）和 Cullen 征（脐周围皮肤青紫及两侧肋腹皮肤灰蓝色）少见。临床上将 AP 分为轻型胰腺炎（mild acute pancreatitis，MAP）和重症胰腺炎（severe acute pancreatitis，SAP）。前者可有极其轻微的脏器功能紊乱，但无严重腹膜炎和代谢功能紊乱，临床恢复快。后者则可出现脏器功能衰竭、代谢紊乱或合并胰腺坏死、脓肿、假性囊肿等并发症。因此，在临床上需要特别加以甄别。大约 10%～25% 的 AP 患者会并发假性囊肿，其中多数自行消退，持续存在者有导致感染、脓肿形成、胰瘘、假性动脉瘤、静脉血栓等可能性。

实验室检查约 90% 的急性胰腺炎血清淀粉酶升高，超过正常值 5 倍时，即可确诊为急性胰腺炎。起病后 6～12 小时内血淀粉酶迅速升高,3～5 日恢复到正常。尿淀粉酶升高较晚,在病后的 12～24 小时升高,持续时间较长,一般为 1～2 周,适用于起病后较长时间未确诊者。检测血清淀粉酶是诊断急性胰腺炎最常用和最快捷、简便的方法之一。在急性胰腺炎起病后 24～72 小时血清脂肪酶开始上升,持续 5～10 日,对起病时间较长者适用。有研究发现,C 反应蛋白、白细胞计数、血清中降钙素和白细胞介素 -4 可能是胰腺坏死感染的标志,能更早地反映疾病的严重程度。

(三)超声表现

1. 体积 胰腺弥漫性肿大,以前后径增大为著(图 2-1-1)。

2. 边界 轻型炎症时,胰腺边缘整齐,形态规则,重型时边缘不整齐,形态不规则,与周围组织分界不清。

3. 实质回声 胰腺回声减低。水肿型胰腺炎实质回声呈均匀的低回声,但也有实质回声略高于正常的病例。出血坏死型胰腺炎实质回声明显不均匀,呈低回声和高回声相间的混合回声,内部可见片状无回声。

4. 胰管 胰管轻度扩张或不扩张,当胰液外漏时扩张胰管可消失或减轻。

5. 积液 胰腺炎时可合并积液,超声表现胰周、小网膜囊、肾前旁间隙的无回声,有时腹腔、盆腔甚至胸腔可见积液(图 2-1-2)。

6. 胰周 胰腺周围病变发生比例较高,超声表现为病变处见低回声,边界不清,主要见于胰腺腹侧、背侧,双肾旁间隙或肾周围,胰腺后方血管周围等(图 2-1-3)。

7. 假性囊肿 急性胰腺炎发病 2～4 周后可在胰腺内或周边形成胰腺假性囊肿,圆形或类圆形,边界较清楚,囊壁多数光滑,少数可厚薄不均、可见分隔或钙化,后方回声增强。

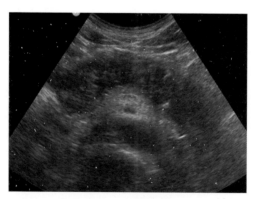

图 2-1-1 急性胰腺炎

胰腺弥漫性肿大,以前后径增大为著,回声减低,欠均匀

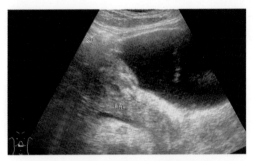

图 2-1-2　急性胰腺炎伴积液形成
胰腺前方网膜囊积液(PA:胰腺,ST:胃)

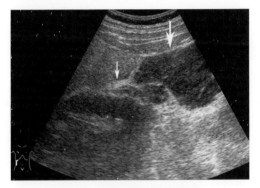

图 2-1-3　急性胰腺炎胰周改变
右肾旁前间隙(细箭头)及肾旁间隙(粗箭头)
坏死组织

8. 非典型者　不典型的急性胰腺炎表现为胰腺无肿大,仅腺体内局部回声减低,多见于胰头和胰尾,胰周组织回声减低,模糊不清。有时合并炎症的并发症如胰腺脓肿等,表现为胰腺正常结构消失,内部呈不均匀的混合回声。

9. 血管的改变　重症胰腺炎还可以出现血管的并发症。炎症可直接侵蚀脾血管,血管内膜受损,管壁增厚,管腔狭窄,严重者可引起脾静脉血栓形成或闭塞。表现为脾静脉增宽,内见低回声,血流充盈缺损,提示脾静脉血栓形成(图 2-1-4),或胰腺后方未见脾静脉管腔及血流显示,提示脾静脉闭塞,胰腺周围和脾门区可见蜂窝状迂曲的管状结构,为五彩花色血流,提示侧支循环形成。胰腺炎还可以引起脾动脉病变,其原因可能为:炎症直接侵蚀脾动脉;胰液在自我消化过程中侵蚀脾动脉;胰腺炎时脾动脉内血液因高浓度胰蛋白酶大量释放而处于高凝状态导致血栓形成。表现为脾动脉内可见低回声,血流充盈缺损。假性脾动脉瘤表现为脾动脉旁类圆形无回声区,CDFI 内部血流呈涡流,与脾动脉相通(图 2-1-5)。

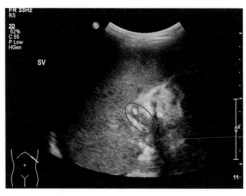

图 2-1-4　急性胰腺炎血管改变：脾静脉血栓（圆圈所示）

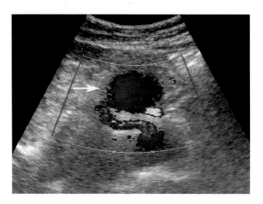

图 2-1-5　急性胰腺炎血管改变：脾动脉假性动脉瘤（箭头所示）

（四）超声造影表现

1. 急性水肿型胰腺炎　超声造影后，胰腺与周围组织分界尚清晰，实质回声增强，未见明显无灌注区（图 2-1-6）。

2. 急性出血坏死型胰腺炎　超声造影表现为胰腺实质呈不均匀增强，可见散在灶状或片状不规则无增强区（图 2-1-7），胰腺与周围组织界限不清，表面不光滑呈毛刺状。胰周及腹膜后炎性改变及并发症，如胰周、肾旁前（后）间隙、肾周间隙积液，胰腺内或胰周假性囊肿等在超声造影表现为组织的无灌注或低灌注区。

超声造影显著提高了急性胰腺炎坏死灶的检出率。在急性胰腺炎严重度评价上也具有很高的临床价值。超声造影技术通过观察感兴趣区域内造影剂灌注的有无、强弱来判断该区域血流灌注情况，以此来区别胰腺有无坏死及坏死的程度。

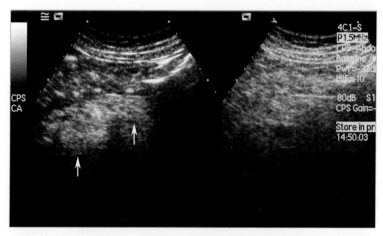

图 2-1-6 急性水肿型胰腺炎超声造影表现
增强后胰腺均匀增强，未见坏死区域（箭头所示）

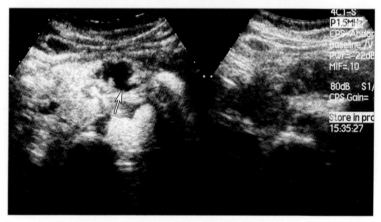

图 2-1-7 急性出血坏死型胰腺炎超声造影表现
增强后胰腺内可见坏死区域（箭头所示）

（五）报告内容及注意事项

急性胰腺炎的报告包括：胰腺体积、形态变化，回声的改变，胰管是否扩张，胰腺与周边组织分界是否模糊，胰周是否有积液，腹腔、胸腔是否有积液。有无假性囊肿及血管受侵等情况。

超声造影应重点描述胰腺实质增强是否均匀，是否可见无增强坏死区。超声造影还可以评价急性胰腺炎的严重程度，对急性胰腺炎的分级有重要的临床意义。是否合并无增强的假性囊肿。

还应注意胰腺炎的病因，如胆道结石等。更要注意是否有合并胰腺肿瘤的可能。年轻患者应注意是否存在胰管、胆管合流异常，胰管交界汇合处狭窄或受压可导致胰液通道梗阻，胆汁反流，引起胰腺炎。

19

（六）鉴别诊断

有明显声像图改变的病例，结合临床表现和血清淀粉酶、脂肪酶检查，超声可明确诊断。超声检查应注意对轻型和重型胰腺炎的鉴别诊断。轻型者胰腺常呈轻中度弥漫性肿大，胰腺边缘清晰，呈均匀低回声，胰周积液少见或少量。重型者胰腺常呈严重弥漫肿大，边缘不整、模糊不清，内部回声不均匀，胰周积液多见，胸水、腹水多见，肠麻痹、积气多见。

非典型胰腺炎要注意与胰腺癌的鉴别。胰腺炎病灶后方回声增强，主要原因是炎症导致的胰腺水肿或出血坏死使肿块的透声性增强，而胰腺癌的肿块后方多为回声衰减现象。胰头部局限性炎性肿块和胰头癌均可引起胰管和胆总管扩张，前者胰管呈轻中度不规则扩张，并贯穿肿块，胆总管及肝内胆管扩张不明显或仅有轻度扩张，常与胆道慢性炎症、胆石症或胰管结石并存，而胰头癌常早期侵犯压迫胆总管致肝内外胆管明显扩张，少有管壁增厚及钙化表现，胆总管下端截断或显示不规则性狭窄，肿块内见不到扩张的胰管。

假性囊肿出现时要与囊性肿瘤相鉴别（详见本章第二节）。

二、慢性胰腺炎

（一）流行病学及病因

慢性胰腺炎（chronic pancreatitis，CP）是由于各种原因导致的胰腺局部、节段性或弥漫性的慢性进行性损害，导致胰腺实质和组织和（或）功能不可逆的损害，造成胰腺腺泡萎缩，胰腺纤维化、钙化、导管内结石、胰腺假性囊肿，可有不同程度的胰腺内外分泌功能障碍。其主要病理特征为间质纤维化和慢性炎细胞浸润，间质中的血管无明显破坏和增生。目前认为 CP 是胰腺癌的一个危险因素。根据病因不同，CP 分为酒精性胰腺炎、胆源性胰腺炎、热带性胰腺炎、遗传性胰腺炎、自身免疫性胰腺炎和特发性胰腺炎等。CP 在全球不同地区发病率差异较大。西方的患病率为（10～15）/10 万，发病率为每年（4～7）/10 万。日本1999 年的 CP 发病率为 5.77/10 万。我国 CP 发病率低于西方国家，但并不少见，且与全球一样呈上升趋势。

（二）临床表现

因病因不同，临床表现也不同，常见表现为腹痛和（或）消化不良。典型者为餐后上腹痛，并可放射至左腰背部，向前屈曲位能减轻。腹痛还与酒精、药物依赖和心理等有关。腹痛原因复杂，目前确切机制尚不明确，可能与胰管或胰腺实质内压力增加、神经周围炎症、缺血、组织坏死、负反馈功能下降等有关，如若合并假性囊肿、十二指肠梗阻或胰管梗阻（狭窄、结石或继发肿瘤）等，腹痛会进一步加重。胰腺脂肪酶水平下降 90% 以上时会有脂肪泻、脂溶性维生素和维生素 B_{12} 缺乏及体重下降等。

当胰腺外分泌功能受损时,病人表现为腹胀、脂肪泻、吸收不良及消瘦等症状。内分泌功能受损时,病人会出现糖尿病。相关的实验室检查包括血、尿淀粉酶测定、胰功肽实验、苯甲酰酪氨酰对氨基苯甲酸试验、糖耐量试验、胰高血糖素测定等。CP 急性发作时,血淀粉酶、尿淀粉酶浓度可一过性升高。内分泌功能受损时,胰高血糖素升高,血糖升高。

(三)超声表现

1. 体积 慢性胰腺炎时,胰腺体积多数缩小,少数可以正常或增大(弥漫性增大或局限性增大),形态僵硬,边缘不规则。

2. 回声 内部回声粗糙,多数回声增高,有时可以回声减低(图 2-1-8),内部可见实质钙化或胰管结石的斑点状强回声,是慢性胰腺炎的重要诊断指标。

3. 胰管 主胰管可以不均匀扩张,直径多≥3mm,粗细不均,典型者呈"串珠样"改变,管壁增厚毛糙,回声增强。钙化型胰腺炎常伴胰管内结石,胰管扩张较明显,梗阻型以轻中度扩张较常见(图 2-1-9)。

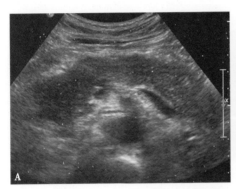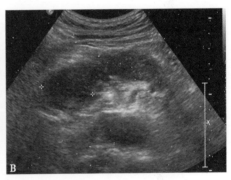

图 2-1-8 慢性胰腺炎

弥漫性肿大,以胰腺头部肿大为著,胰腺回声减低、粗糙,内可见短条状强回声

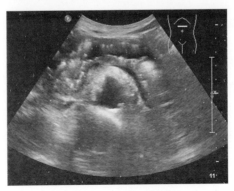

图 2-1-9 慢性胰腺炎

胰腺弥漫性肿大,主胰管增粗伴结石

21

4. 假性囊肿　部分病例合并假性囊肿,可发生在胰腺内和胰周,圆形或类圆形,边界较清楚,囊壁较厚不规则,囊内可见点状回声。

5. 肿块型　胰腺局部肿大,呈假肿物样低回声,形态多不规则,内部回声粗糙,可见斑点状强回声,回声可与胰腺其他部位回声相近。

(四)超声造影表现

肿块型慢性胰腺炎,常规超声表现为胰腺的局限性增大伴有不规则低回声团块。这与胰腺癌不易鉴别,而超声造影可以对两者进行鉴别诊断。肿块型胰腺炎超声造影早期表现为局灶性增强,与周围实质增强程度相似;后期廓清时间也与胰腺实质一致(图2-1-10)。这是因为,肿块型胰腺炎病灶内可有不同程度的间质纤维化和炎症细胞浸润,但病灶内微血管属于正常的组织血管,且未受破坏,其数量和分布与正常胰腺实质大致相同,所以病灶的增强多与正常胰腺组织同时增强,且增强程度无明显差别。胰腺癌超声造影多表现为增强强度低于胰腺实质的低增强病灶,造影剂廓清时间早于胰腺实质。

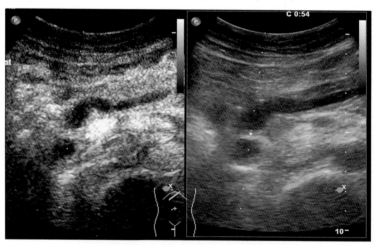

图2-1-10　肿块型慢性胰腺炎

主胰管和胆总管均增宽,增强后始终呈等增强

(五)报告内容及注意事项

慢性胰腺炎的超声报告包括:胰腺体积、形态变化,内部回声是否粗糙,是否有实质钙化和胰管结石,主胰管是否扩张,是否有假性囊肿。

超声造影应重点描述肿块型胰腺炎的肿块与胰腺实质是否同步增强,二者增强强度是否一致,廓清时间是否一致。

有时肿块型胰腺炎与胰腺癌鉴别困难,必要时需行超声引导下穿刺活检术。

（六）鉴别诊断

慢性胰腺炎的鉴别诊断主要为肿块型胰腺炎与胰腺癌鉴别：①前者胰管呈不规则串珠样扩张，胰管扩张及周围胰腺萎缩程度不如胰腺癌明显；②前者的肿块内多发无回声，为扩张的侧支胰管或小的假性囊肿；③前者可有胰管内结石或实质内钙化；④前者胆总管狭窄为渐进性，而后者多为突然截断。

三、自身免疫性胰腺炎

（一）流行病学及病因

自身免疫性胰腺炎（autoimmune pancreatitis，AIP）是由自身免疫介导、以胰腺肿大和胰管不规则狭窄为特征的一种特殊类型的慢性胰腺炎。病理表现为胰管周围淋巴细胞和浆细胞浸润、小叶间纤维化显著的慢性炎症，免疫组化有大量 IgG4 阳性细胞浸润，常伴有胰腺及周围闭塞性静脉炎。Sarles 等人在 1961 年首次提出用自身免疫来解释部分慢性胰腺炎的病因。1995 年，Yoshida 等使用激素治疗一例慢性胰腺炎伴有高球蛋白血症及自身抗体的患者有效，因此采用"自身免疫性胰腺炎"命名本类疾病。目前认为 AIP 是 IgG4 相关系统性疾病在胰腺的表现，胰腺外的其他器官也可以受累，如干燥综合征、原发性硬化性胆管炎、原发性胆汁性肝硬化等。

AIP 多见于男性，男女比例约 2∶1。发病年龄范围较大，多发生在 40～70 岁。日本报道的患病率为 0.82/10 万，约占慢性胰腺炎的 2%～6%。AIP 的病因及发病机制尚不明确。AIP 患者血清中可检测到多种异常抗原抗体及升高的 γ-球蛋白，以及激素治疗对本病有效，提示自身免疫在 AIP 发病中有重要作用。也有人提出幽门螺旋杆菌参与激活 AIP 自身免疫过程。研究认为自身免疫性胰腺炎为一种 IgG4 相关的系统性疾病，2 型 T 辅助细胞和 T 调节细胞介导了大部分自身免疫性胰腺炎的免疫反应。IgG 及 IgG4 水平升高、多种自身抗体阳性及激素治疗有效反映了 AIP 发病的免疫机制。

（二）临床表现

自身免疫性胰腺炎临床表现比较复杂，可以表现为急性、慢性胰腺炎的症状，包括梗阻性黄疸、不同程度的腹痛、后背痛、乏力、体重下降、脂肪泻等，40%～90% 的患者可以表现为胰腺外其他器官的症状，如泪腺唾液腺受累症状、胆管炎、胆囊炎、纵隔或腹腔淋巴结肿大、间质性肾炎、肺间质性纤维化、腹膜后纤维化、硬化性肠系膜炎、炎性肠病等，其中梗阻性黄疸可发生于 2/3 的患者。也有约 15% 的患者无临床症状。50%～70% 的患者合并糖尿病或糖耐量异常。实验室检查 γ-球蛋白及 IgG4 常明显升高，血清淀粉酶及脂肪酶轻度升高，CA19-9 一般不高，当 AIP 累及胆总管或合并胆管炎时，胆红素及转氨酶可相应升高。

（三）超声表现

AIP超声影像学表现分为弥漫型（约占70%）和局部型（约占30%）。

1. 胰腺形态　弥漫型AIP呈弥漫性肿大，典型表现为"腊肠样"改变。局灶型AIP表现为局灶性肿大，多位于胰头，可形态不规则、边界不清。

2. 胰腺回声　弥漫型AIP胰腺弥漫性回声减低，回声增粗，内部可见纤维化样高回声斑点（图2-1-11）。局灶型AIP胰腺局部呈肿物样低回声，回声与胰腺实质相近，彩色多普勒内可见少许血流信号。

3. 主胰管弥漫性变细或局限性狭窄，主胰管远端扩张；病变累及胆总管下段时，可出现局部陡然向心性狭窄，狭窄区较细长，胆管壁增厚，胆总管上段扩张及肝内胆管扩张（图2-1-12）。胰周可出现少量积液等。

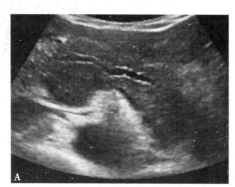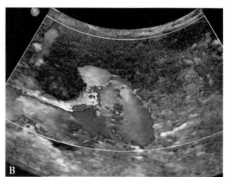

图2-1-11　弥漫型AIP超声表现

胰腺弥漫性肿大，呈腊肠样改变，回声减低，内见斑点样高回声，伴主胰管增宽，彩色多普勒显示内见少许短条状血流信号

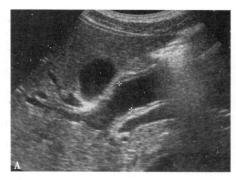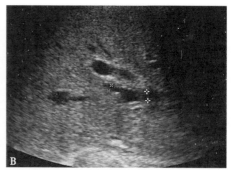

图2-1-12　自身免疫性胰腺炎胆管表现

肝内外胆管扩张，胆总管壁增厚

（四）超声造影表现

弥漫型 AIP 的超声造影表现为增强早期和晚期均为弥漫性、中等强度的增强。局灶型 AIP 的超声造影多表现为肿物与胰腺实质同步增强、同步减退，且呈均匀增强。

（五）报告内容及注意事项

AIP 的超声报告包括：胰腺是否有弥漫性或局灶性肿大，胰腺回声是否减低、增粗，内部是否可见高回声斑点，主胰管是否有弥漫性变细或局限性狭窄，病变是否累及胆总管，胆总管壁是否增厚或陡然向心性狭窄，是否有远端扩张。

AIP 的超声造影应重点描述弥漫型 AIP 是否为增强早期和晚期均为弥漫性、中等强度的增强，局灶型 AIP 是否为病灶与胰腺实质同步增强、同步减退。

依据 AIP 的典型超声表现及超声造影同步增强同步减退的表现，同时结合血清 IgG4 升高、自身抗体阳性、伴其他器官相应病变及激素治疗效果良好等有助于 AIP 的诊断，但有时仍与胰腺癌鉴别困难，必要时需行超声引导或超声内镜引导下穿刺活检术。

（六）鉴别诊断

弥漫型 AIP 通过弥漫性"腊肠样"肿大、回声弥漫性减低等表现，与胰腺癌鉴别较容易。局灶型 AIP 与胰腺癌鉴别较困难，胰腺癌多为蟹足样浸润生长、胰管突然截断、狭窄远端明显扩张、远端胰腺可以萎缩、肝转移灶、转移性淋巴结等。有文献报道局灶型 AIP 假肿物内的高回声斑点具有特异性，有助于鉴别 AIP 与胰腺癌，高回声斑点可能是诸多被压缩的小胰管形成。超声造影也有助于鉴别 AIP 与胰腺癌。AIP 的实验室检查（血清 IgG4 升高、自身抗体阳性）、其他器官相应病变及激素治疗效果良好均对鉴别二者有重要帮助。

四、嗜酸性胰腺炎

（一）流行病学及病因

原发性嗜酸性胰腺炎（eosinophilic pancreatitis）极罕见，特征为胰腺实质明显的嗜酸性粒细胞浸润。原发性嗜酸性胰腺炎全身表现有外周血嗜酸细胞升高、血清 IgE 升高及其他器官的嗜酸细胞浸润。胰腺可肿大、萎缩或出现纤维化，可出现嗜酸性静脉炎，病变可导致肿块形成或胆总管阻塞。病理学表现为胰腺组织内有大量以嗜酸性粒细胞为主的炎性细胞的浸润，同时伴有组织纤维化，弥漫性胰管、腺泡和间质嗜酸性粒细胞浸润伴发嗜酸性动脉炎和静脉炎。胰腺假性囊肿可见局部高密度嗜酸性粒细胞的浸润。除原发性外，嗜酸性胰腺炎常见于寄生虫感染、胰腺肿瘤、胰腺移植排斥反应、对药物（如卡马西平）的高敏感性、中毒、牛奶过敏等。目前此病的发病机制尚不清楚，多数学者认为嗜酸性胰腺炎发病可能与机体变态反应有关。糖皮质激素治疗后，胰腺影像学和血清学异常可得到改善。

嗜酸性胰腺炎因其发病隐匿，目前多为个案报道，缺乏流行病学资料。各年龄段皆可发病，以中老年多见，男女比例为 2∶1，既往有过敏史、哮喘病史者易患。另外，若新生儿的母亲为血糖控制不佳的糖尿病患者，该新生儿的发病风险也高于其他人群。

（二）临床表现

嗜酸性胰腺炎临床表现主要取决于嗜酸性粒细胞的浸润部位。嗜酸性粒细胞可单独浸润胰腺，亦可同时合并胃肠道和全身其他脏器的浸润，包括心脏、皮肤、淋巴结等。由于胰腺的炎性肿胀可压迫和刺激胰腺包膜引起腹部疼痛，肿胀部位不同可诱发不同部位的疼痛，以右侧较多见，可向后背放射。胰头部位的肿胀还可影响胆汁和胰酶的排泄，部分患者甚至可诱发嗜酸性胰腺炎急性发作。持续的炎性反应还可引起胰胆管损伤等，部分患者可出现黄疸、瘙痒、消化不良等症状。少部分患者还有复发恶心、呕吐等症状，严重者出现心脏和呼吸道嗜酸性粒细胞浸润，可导致死亡。

（三）超声表现

胰腺可以弥漫性肿大或局限性肿大（以胰头肿大多见），回声减低，可伴胰周少量渗出。胰管全部或局部狭窄，可伴远端胰管扩张，也可出现胆管狭窄伴远端扩张。少数病例可见胰腺假性囊肿。

（四）超声造影表现

弥漫型嗜酸性胰腺炎的超声造影表现为弥漫性、中等强度的增强。局灶型嗜酸性胰腺炎的超声造影多表现为肿物与胰腺实质同步增强、同步减退，且呈均匀增强。

（五）报告内容及注意事项

嗜酸性胰腺炎超声报告包括：胰腺是否弥漫性或局灶性肿大，回声是否减低，胰周是否有渗出，主胰管和胆总管是否有狭窄及远端扩张。

超声造影应重点描述是否为同步增强、同步减退及增强强度。

嗜酸性胰腺炎的超声表现不具有特异性，与其他类型的胰腺炎表现不易鉴别。内镜逆行胰胆管造影在嗜酸性胰腺炎的诊断中占有较重要的地位，超声内镜行组织穿刺可进行诊断。

（六）鉴别诊断

主要与胰腺癌和自身免疫性胰腺炎鉴别。三者的临床症状和影像学表现较为相似。多数嗜酸性胰腺炎出现嗜酸性粒细胞增多、免疫球蛋白 IgE 升高，有过敏和哮喘病史、糖皮质激素治疗有效；自身免疫性胰腺炎多出现血清 IgG4 升高，自身抗体阳性等。另外肿瘤标记物、ERCP 检查等也有助于三者的鉴别诊断。病理组织学活检是三者诊断的金标准。

五、胰腺脓肿

（一）流行病学及病因

胰腺脓肿指来自腹腔内邻近胰腺部位的脓液积聚，可来源于胰腺局限性坏死液化继发感染，也可来自胰腺假性囊肿继发感染，是重症急性胰腺炎的严重并发症之一，通常在胰腺炎发病4~6周后形成，在重症急性胰腺炎中的发病率大约为5%，国外报道胰腺脓肿的死亡率为14%~54%，国内报道12.2%~25%。脓肿好发于胰体和胰尾部，可为单腔或多腔，小者直径数厘米，大者可达30cm，可并发膈下脓肿、小网膜积脓和结肠坏死。传统治疗方法有经皮穿刺引流、外科手术等。

（二）临床表现

感染征象是常见的临床表现，急性胰腺炎患者若出现败血症表现，应高度警惕胰腺脓肿。胰腺脓肿可呈隐匿性或爆发性表现。患者原有症状、体征发生改变和加剧，表现为持续性心动过速、呼吸加快、肠麻痹、腹痛加剧，伴腰背部疼痛，外周血白细胞升高，病人有全身中毒症状，体温逐步上升，偶有胃肠道症状（恶心、呕吐及食欲缺乏等）。少数会出现糖尿病症状。上腹部或全腹压痛，脓肿较大时可触及包块。1/3~2/3的患者可出现血清淀粉酶升高。可有肝功能损害，血清转氨酶和碱性磷酸酶升高。40%~48%的患者可出现肾功能损害，血清尿素酶及肌酐增高。35%患者有肺炎、肺不张、胸膜炎等表现。

（三）超声表现

脓肿前期，所累及的胰腺区域回声增强、增粗、不均，轮廓不清。继而转为急性期，脓肿边界模糊，中心有液性暗区。进入慢性期后，脓肿成熟，表现为胰腺周围或胰腺内无回声，边界不清，囊壁增厚不规则，无回声内可见随体位改变而浮动的点状回声，透声较差（图2-1-13）。脓肿中检出强回声气体时有特异性诊断价值，是产气菌感染的表现。彩色多普勒显示囊壁可见血流，内部脓液无血流信号。

（四）超声造影表现

多数胰腺脓肿表现为动脉期有环状厚壁高增强，囊壁不规则，内部为无增强的液化脓腔，也可表现为蜂窝状增强，内可见多处液化无增强区。

（五）报告内容及注意事项

胰腺脓肿的超声报告应包括脓肿形态、回声，内部是否有液化区，是否有不规则厚壁，彩色多普勒内部是否有血流，囊壁血流情况。

超声造影报告应包括是否有环状厚壁高增强或蜂窝状增强，内部是否有无增强的液化脓腔。

超声对胰腺脓肿的检出率约为70%，有时不易鉴别胰腺脓肿、积液或假性囊肿，超声引导下脓肿穿刺、细菌培养有助于诊断，手术能明确诊断。

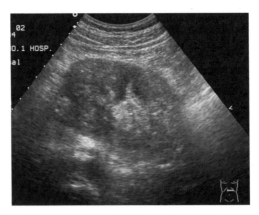

图 2-1-13 胰腺脓肿

急性胰腺炎后 3 周，网膜囊脓肿

（六）鉴别诊断

胰腺脓肿应与胰腺假性囊肿鉴别，前者有脓肿前期至脓肿形成期的病程变化过程，脓肿形成后可见不规则厚壁，边界不清，内为无回声，透声差，有时内可见气体样回声，患者有发热、全身中毒症状、败血症等表现。假性囊肿多数边界较清楚，囊壁多数光滑，少数可厚薄不均、可见分隔或钙化，患者有急性胰腺炎病史。

（孝梦甦　罗　燕）

第二节　胰腺非肿瘤性囊性病变

一、流行病学及病因

胰腺非肿瘤性囊性病变中，假性囊肿最常见，多继发于急性或慢性胰腺炎、胰腺外伤或手术，系胰液、渗出液和血液等聚积，刺激周围组织，继而纤维组织增生包裹而成，囊壁无上皮细胞覆盖。假性囊肿多位于胰腺的周围，少数位于胰内。

其他少见的胰腺非肿瘤性囊性病变包括先天性囊肿、潴留性囊肿、寄生虫性囊肿、淋巴上皮性囊肿和黏液性非肿瘤性囊肿等。这类囊肿囊壁来自腺管或腺泡上皮组织，一般体积较小，通常无症状，无需切除。先天性囊肿因胰腺导管、腺泡发育异常所致，多见于小儿，与遗传因素有关。潴留性囊肿由于胰腺炎症、胰管狭窄或梗阻而引起胰液在胰管内滞留而形成。胰腺寄生虫性囊肿主要为发生于胰腺的包虫囊肿，该病多见于肝，偶见于胰腺。胰腺淋巴上皮性囊肿极少见，多见于中老年男性，目前病因不明，病变通常位于胰周，内衬成熟的角化鳞状上皮，周围有独特的淋巴组织层。黏液性非肿瘤囊肿一般被覆单层柱状上皮，上皮细胞顶端富含黏液，无任何肿瘤特征，与导管不相通。

二、临床表现

胰腺假性囊肿多发生于急性胰腺炎发作4～6周以后，也可继发于慢性胰腺炎、胰腺外伤或手术。其他少见的胰腺非肿瘤性囊性病变一般无症状，多属偶然发现。部分患者可出现上腹痛、腹胀，当囊肿增大到一定程度会出现周围脏器压迫症状，如梗阻性黄疸。

三、超声表现（图2-2-1～图2-2-4）

（一）假性囊肿

位于胰腺内部或周围，单发或2～3个，大小不等，呈类圆形或不规则形，囊壁较厚，可有分隔，无合并症者通常囊液清晰，合并坏死或继发感染者内部可见点片状中低回声，彩色多普勒显示囊腔内无血流信号。假性囊肿患者可能伴有胰腺炎及周边血管、组织受损等相关的影像学表现。囊肿可压迫及挤压周围器官，并与周围器官粘连，引起相应临床症状及超声表现。假性囊肿自发破裂时，患者突然腹痛，超声显示囊肿变小，壁不完整及腹水。

（二）先天性囊肿

胰腺实质内单发或多发的无回声，呈圆形或椭圆形，边界清晰，壁薄，后壁回声增强。体积小，常合并肝、肾、脾等囊肿。

（三）潴留性囊肿

胰腺实质内无回声，位于主胰管附近，多为单发，体积不大。有时超声可见囊肿与胰管相通。有时可见胰腺结石、钙化等慢性胰腺炎的超声表现。

（四）寄生虫性囊肿

如包虫性囊肿，典型者囊壁较厚、表面光滑，后方回声增强。部分囊内可见子囊和头节，声像图上头节表现为多发的团状、点状强回声，子囊可有囊中囊表现。

（五）淋巴上皮性囊肿

常位于腺体边缘的胰腺实质内，无或低回声，呈圆形，边界清晰，常为多房，后方回声稍增强。

（六）黏液性非肿瘤性囊肿

多呈圆形或类圆形单个囊腔，壁薄，边界清楚，内无分隔。黏液性囊肿与黏液性囊性肿瘤有时难以鉴别诊断。

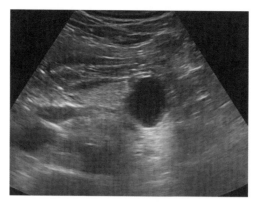

图 2-2-1 胰腺潴留性囊肿

超声显示胰体部无回声,呈椭圆形,边界清晰,后方回声增强

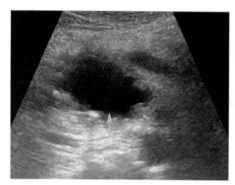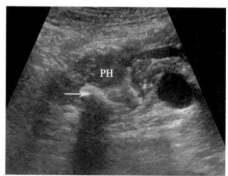

图 2-2-2 慢性胰腺炎伴胰腺假性囊肿

超声显示胰尾区无回声(蓝色箭头),壁厚,胰腺组织边缘不平整,胰头区可见钙化(黄色箭头)(PH:胰头)

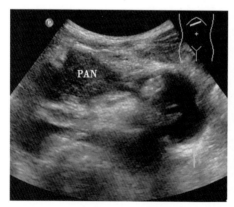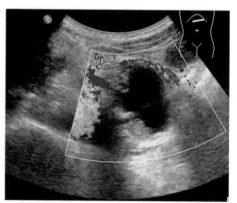

图 2-2-3 慢性胰腺炎、胰尾部分切除术后伴胰腺假性囊肿

超声显示胰尾区无回声(蓝色箭头),壁厚,内壁不光滑,残余胰腺组织边缘不平整,CDFI:无回声内未见血流信号,周边血流绕行(PAN:胰腺)

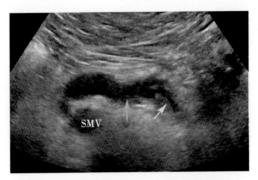

图 2-2-4　急性胰腺炎后胰腺假性囊肿
超声显示胰腺上方无回声（蓝色箭头），与胰腺紧
邻，内见部分不规则中等回声（黄色箭头）（SMV：
肠系膜上静脉）

四、超声造影表现

胰腺非肿瘤性囊性病变超声造影囊腔全期无增强，囊壁和分隔光整，无增强壁结节。

五、报告内容及注意事项

超声报告应包括：病灶的数目，位置，大小，描述囊壁及囊内回声。注意扫查时应细致、全面，尽可能清晰显示胰腺结构及其与周边组织的毗邻关系，避免漏诊较小的囊肿及位于胰周的假性囊肿。准确的定位诊断需仔细观察囊肿与胰腺的相对位置关系，观察深呼吸时两者是否有相对运动。

六、鉴别诊断

胰腺假性囊肿与其他胰腺非肿瘤性囊性病变的鉴别：前者有胰腺炎、胰腺外伤或手术史，囊壁较厚，囊液欠清晰；后者一般无相应临床病史，体积较小，壁薄，囊液清。

胰腺非肿瘤性囊性病变需与胰外囊肿鉴别：胰头部者应与胆总管囊肿、肝囊肿及右肾囊肿相鉴别；胰体部者应与胃内积液、网膜囊积液相鉴别。胰外囊肿包膜与胰腺被膜不相连，深呼吸时囊肿运动与胰腺运动不一致，可帮助鉴别。

胰腺非肿瘤性囊性病变还需与胰腺脓肿鉴别：后者无回声内可见随体位改变浮动的低、中、高强度的点片状回声，其壁厚、粗糙、不规则，囊液透声较差。胰腺脓肿与典型的非肿瘤性囊肿不难鉴别，但与合并感染的囊肿很难鉴别，超声引导下穿刺有助于明确诊断。

囊液透声较差的胰腺非肿瘤性囊性病变需与胰腺囊腺性肿瘤鉴别：后者囊壁厚而不规则，内部可见实质成分，部分可见壁上结节，囊液透声性较差，彩色多普勒于其实性成分内可探及较丰富的血流信号。

（王若蛟　严　昆）

第三节　胰腺肿瘤

一、胰腺浆液性囊性肿瘤

（一）流行病学及病因

浆液性囊性肿瘤（serous cystic neoplasm，SCN）通常发生于 50～60 岁女性，最常见的是浆液性囊腺瘤（serous cystadenoma，SCA），多孤立发生，约占胰腺囊性病变的 20%；在 Von Hippel-Lindau（VHL）患者中，病变呈多灶性。多数浆液性囊性肿瘤为微囊型浆液性腺瘤，其他少见病变有大囊型、实体型、VHL 相关型等。大囊型浆液性囊性肿瘤通常位于胰头部，男性多见。研究表明，少于 5% 的 SCA 有局部浸润性，侵袭周围组织或血管，或直接延伸到胰周淋巴结；极少数病例可发生转移，表现为浆液性囊腺癌。

（二）临床表现

SCA 多见于胰腺体尾部，其大小差异较大，多为偶然发现，通常零星发生，增长缓慢。患者以腹部包块、腹胀或非特异疼痛为主要症状。症状随肿瘤增大逐渐加重，餐后为著，服药无缓解。

即使肿瘤很大，SCA 通常也是非浸润性的，挤压而不是侵犯邻近结构，因此，胆道梗阻是 SCA 的罕见并发症。

（三）超声表现

典型微囊型 SCA 可表现为分叶状囊性肿物，呈多房或蜂窝状无回声，囊壁及分隔薄，囊腔小（＜2cm），囊内分隔向心性分布（图 2-3-1），部分病例肿块中央可探及实性回声的中央瘢痕区和钙化。彩色多普勒可探及显示囊壁、分隔及中央瘢痕内的血管分布。

极度微囊化的 SCA 少见，超声难以分辨其小的囊腔，二维超声类似于实体肿块的高回声或低回声病灶，边界清，透声好，瘤体后方回声增强；彩色多普勒可

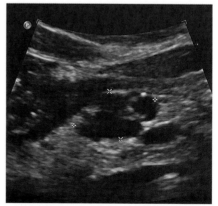

图 2-3-1　胰腺浆液性囊腺瘤
胰体部囊性占位，边界清晰，呈分叶状，内可见纤细分隔

探及较丰富的血流信号。

大囊型浆液性囊性肿瘤胰头部多见，囊腔直径一般大于2cm，数量有限，也可呈单室型。

浆液性囊腺癌，临床少见，多表现为类实性血供丰富的占位，与微囊型SCA相似，但可转移到胃和肝或出现周围组织的浸润。

（四）超声造影表现

SCA超声造影增强水平与胰腺实质接近，造影剂到达肿瘤后囊性结构显示更加清晰（图2-3-2），囊壁及囊内分隔动脉期呈蜂窝状高增强，囊壁薄，几乎无乳头状隆起，静脉期呈低增强。极度微囊化的SCA造影表现类似于血供丰富的实体病变。

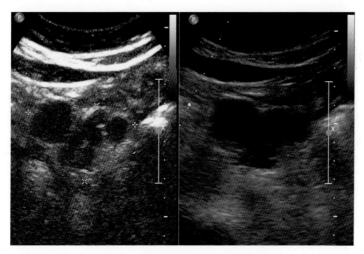

图2-3-2　胰腺浆液性囊腺瘤超声造影
胰体部囊性占位，边界清晰，呈分叶状，超声造影显示囊壁及分隔清晰光滑

（五）报告内容及注意事项

SCA的超声报告包括病灶的位置，大小，是否有分隔，囊腔大小，囊壁及分隔是否增厚，内壁是否光滑，是否有乳头样突起，主胰管是否扩张，是否有周边浸润现象；彩色多普勒还可显示病灶内是否有血流信号，周边血管是否有受侵征象等内容。超声造影则应重点描述病灶的边界，囊壁是否光滑，壁上有无结节状增强，囊壁、分隔及乳头状突起的增强及减退方式。

超声检查是评估及随访胰腺囊性病灶的首选方法。典型微囊型SCA的特点是有一个中央纤维瘢痕，这在CT和MRI中可以清楚地观察到。MRCP能清晰地显示病变与胰管的关系。超声造影技术有时能比其他影像学检查更好地显示病变内的增强模式，观察到特征性的中央纤维瘢痕。多种影像学方法相结合更有助于判断病灶性质。

（六）鉴别诊断

SCA 需与其他胰腺囊性病变相鉴别：

（1）黏液性囊性肿瘤：需与大囊型 SCA 相鉴别。前者患者女性为主，病变通常位于胰腺体尾部，内部结构复杂，透声差，有附壁乳头样结构。外围的蛋壳样钙化是特征性征象。

（2）胰腺假性囊肿：患者多有过胰腺炎、外伤史或手术史，囊液透声性好；囊内容物可因存在坏死组织碎片而变得回声杂乱，超声造影无增强。

（3）胰腺导管内乳头状黏液性肿瘤：患者以老年男性为主，病变声像图表现为多房囊性、囊性为主囊实性或者实性病变内见小囊腔，胰管明显扩张，病变与扩张胰管相连。

极度微囊型 SCA 需与以下疾病相鉴别：

（1）神经内分泌肿瘤：二维超声中均表现为实体病变，超声造影、增强 CT 均表现为富血供病变，较难鉴别。MRI 和 MDCT 对其有较好的鉴别作用。此外对于功能性神经内分泌肿瘤，如胰岛细胞瘤、胃泌素瘤等，患者有高胰岛素、胃泌素相关的临床症状和血液检查表现，也可起到鉴别的作用。

（2）浆液性微囊型囊腺癌：多表现为血供丰富的类实性占位，但可转移到胃和肝或出现周围组织的浸润。

（桂 阳 严 昆）

二、胰腺黏液性囊性肿瘤

（一）流行病学及病因

黏液性囊性肿瘤（mucinous cystic neoplasm，MCN）约 95% 见于女性，患者平均年龄 40～50 岁，约占所有胰腺囊性病变的 10%。2010 年 WHO 胰腺肿瘤分类对 MCN 的定义为：囊性上皮性肿瘤，与胰腺导管系统不相通，可产生黏液，周围有卵巢样间质。MCN 覆盖从良性的黏液性囊腺瘤到黏液性囊性肿瘤伴相关浸润癌的系列病变，三分之一的 MCN 伴有浸润性癌。其恶性病变多为囊腺瘤恶变而来，恶变风险随体积增大而加大。肿瘤进展缓慢，恶变时间一般较长，与浸润性癌相关 MCN 患者通常比非侵袭性 MCN 患者大 5～10 岁。

（二）临床表现

MCN 的临床表现主要取决于肿瘤的大小，通常为无症状的"偶发瘤"，多为胰腺体尾部大体圆形的囊性病变。MCN 很少有症状，当显著增大时可因压迫出现腹部疼痛或腹部不适等症状。

胰头部肿瘤相对少见，症状出现较早，可压迫消化道引起梗阻，压迫胆总管下段,出现肝大、胆囊肿大、梗阻性黄疸等。

胰腺黏液性囊腺癌可侵犯邻近器官组织,如胃、十二指肠、结肠等,引起相关症状。但肿瘤生长、浸润缓慢,远处脏器转移较晚。肿瘤预后与浸润性成分的位置密切相关。

（三）超声表现

MCN可表现为类圆形或分叶状肿物,以囊性为主,整体回声较低,单腔或少腔(一般不大于6个囊腔),囊腔可因黏液或出血而透声性较差,呈现为不均质的低回声,囊壁厚薄不均,厚壁部分大于2mm,内壁欠平整,壁及分隔上可有钙化或乳头状突起。非均质的内部回声影响病变分隔及壁上突起结节的显示。彩色多普勒超声显示囊腺瘤囊壁、分隔及乳头状结构内可见少量动脉血流信号。

病变与胰管不相通,通常不会引起胰管扩张,部分患者可有胰管的轻度扩张。由于肿瘤多生长在体尾部,常不压迫胆管,肿瘤较大时才有胆道梗阻的表现。

一项关于163例手术切除胰腺黏液性肿瘤的研究表明,恶性病变者多直径大于4cm或有乳头状突起。边界模糊,囊壁或分隔厚薄不均,囊内实性成分增多均为恶性病变的预测因素(图2-3-3)。此外,恶性病变可向邻近器官浸润性增长,引起周围淋巴结肿大。彩色多普勒超声显示实性成分血供较丰富,当肿瘤侵犯周围血管时,可出现相应的超声表现。

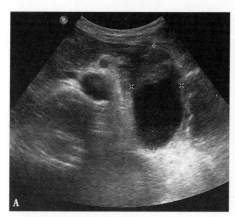 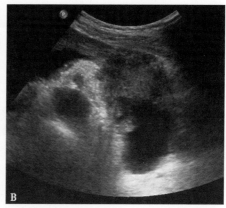

图2-3-3 胰腺黏液性囊腺癌

A:胰尾部囊实性占位,最大径大于6cm;B:病变内部实性成分增多,囊壁不规则增厚

（四）超声造影表现

将黏液性肿瘤与非黏液性肿瘤相鉴别是诊断的重点,多数黏液性囊腺瘤/癌内部实质与周围胰腺组织同时均匀增强,内部均见囊性无增强区,动脉期增强程度等于或稍高于胰腺实质。囊腺瘤边界清晰,囊壁较厚,囊内分隔较薄,静脉期增强程度稍低于胰腺实质。囊腺癌边界模糊,囊壁较厚,囊内分隔亦较厚,壁上

可见乳头状增强灶，增强消退较快，静脉期增强程度低于胰腺实质（图2-3-4）。

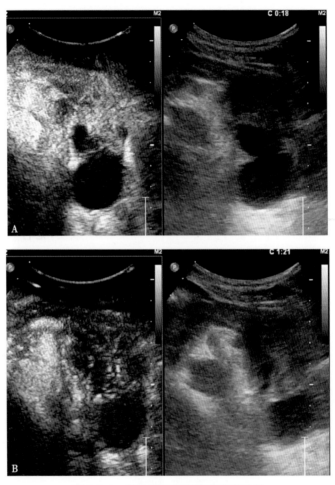

图2-3-4　胰腺黏液性囊腺癌超声造影

A：动脉期（18s），病变实性部分与胰腺实质呈同步等增强；B：静脉期（81s），病变实性部分增强程度低于胰腺实质

（五）报告内容及注意事项

MCN的超声报告包括病灶的位置，大小，内部有无分隔，囊壁及分隔是否增厚，内壁有无实性乳头样突起及其大小和形态，主胰管是否扩张，病灶与主胰管的关系，是否有周边浸润和周围淋巴结肿大等现象；彩色多普勒还可显示病灶囊壁、分隔及突起的血供情况，周边血管是否有受侵征象等。超声造影则应重点描述病灶的边界，囊壁是否光滑，壁上有无结节状增强，囊壁、分隔及乳头状突起的增强及减退方式。

超声检查是评估及随访胰腺囊性病灶的首选方法,但囊腔内部回声可因出血或囊液流失变得复杂,影响囊内分隔及乳头样突起的显示。增强 CT 及 MRI 能全面显示病灶,CT 检查能显示 MCN 特征性的外围蛋壳样钙化。内镜超声可以近距离观察胰腺占位复杂的内部结构,如分隔及囊内乳头样突起。MRCP 能清晰地显示病变与胰管的关系。超声造影技术可消除囊内黏液、凝血块、组织碎片的影响,对囊内分隔及乳头样突起的检出率明显优于灰阶超声,有时能比其他影像学检查更好地显示病变内的增强模式。多种影像学方法相结合更有助于准确判断病灶的性质。

此外,可行超声引导下囊肿穿刺、抽吸,囊液分析可以区分肿瘤是否产生黏蛋白、有无脱落的异型恶性肿瘤细胞、囊液淀粉酶和肿瘤标记物高低等。MCN 囊液黏度大、CEA 水平升高,可与多种疾病进行鉴别。

(六)鉴别诊断

MCN 有潜在恶性风险,即使病变生长缓慢且无临床症状也有手术指征,因此需与其他胰腺非黏液性囊性病变相鉴别:

(1)胰腺浆液性肿瘤:MCN 需与大囊型胰腺浆液性肿瘤相鉴别。大囊型胰腺浆液性肿瘤患者以男性多见,无 CEA 的升高;病变多位于胰头部,囊液透声性一般较好,囊壁薄且光滑,无明显乳头状突起。

(2)胰腺假性囊肿:患者多有过胰腺炎、外伤或手术史,囊壁无乳头状突起,囊液透声性好;囊内容物可因坏死组织碎片而回声杂乱,行超声造影检查内容物无增强。

(3)胰腺包虫囊肿:包虫囊肿以肝脏多见,也可出现在胰腺内,表现为囊壁回声增高、光滑,囊内可见囊砂或子囊,无乳头状突起。

(4)胰腺导管内乳头状黏液性肿瘤:患者多为老年男性,病变声像图表现为多房囊性、囊性为主囊实性或者实性内见小囊腔,胰管明显扩张,病变与扩张胰管相连。

(5)胰腺癌或胰腺神经内分泌肿瘤囊性变:病变表现复杂多样,可行超声引导囊液抽吸,检查囊液内是否有恶性脱落细胞、是否有黏蛋白、囊液 CA19-9、CEA 等指标的高低。

(桂 阳 严 昆)

三、胰腺导管内乳头状黏液性肿瘤

(一)流行病学及病因

胰腺导管内乳头状黏液性肿瘤(intraductal papillary mucinous tumor or neoplasm of the pancreas,IPMT or IPMN)由世界卫生组织(World Health Organization,WHO)在 1996 年正式定义,这是一类自良性腺瘤到交界性肿瘤、原位癌、浸润

性腺癌逐渐演变的疾病，其特点为胰腺导管上皮肿瘤伴或不伴乳头状突起并产生大量黏液造成主胰管和（或）分支胰管的囊性扩张。其病灶主要位于胰管内，产生大量黏液并滞留于胰管内，十二指肠乳头开口扩大伴胶冻样物附着。IPMN 转移浸润倾向较低，手术切除率高，预后较好。

近年来，本病发生率逐年提高，据 Furuta K 的统计，IPMN 占临床诊断的胰腺肿瘤的 7.5%，占手术切除胰腺肿瘤的 16.3%。

IPMN 病变可累及胰管的一部分或整个胰管，位于胰头者占 60%，体尾者占 40%。在临床中分为分支胰管型（50%～60%）、主胰管型（40%～50%）及混合型。分支型者 5 年癌变率约为 15%，而主胰管型者 5 年癌变率约为 60%。

（二）临床表现

IPMN 患者多为老年男性，可有程度不等的上腹不适等临床症状，部分病例还伴有或曾出现胰腺炎的症状，可能是稠厚的黏液部分或完全阻塞胰管造成的。这种慢性持续阻塞还会造成胰腺实质功能的破坏，从而出现糖尿病、脂肪泻等较严重的临床表现，多见于恶性 IPMN。IPMN 患者还可能出现黄疸，这是因为恶性者可能出现胆管浸润及胆管梗阻，而良性者也可能由于大量黏液阻塞乳头部或形成胆管窦道而阻塞胆管。部分患者无明确临床症状，通常为肿瘤分泌黏液的功能尚不活跃和（或）生长部位远离胰头。

（三）超声表现

IPMN 病灶均与扩张的胰管相连或位于其内，绝大多数胰管扩张明显，但不是所有病灶超声均能显示其与导管相连。病变可表现为：①呈多房囊性或囊性为主的囊实性病灶突向胰腺实质（图 2-3-5）；②扩张胰管内见中等回声或低回声（图 2-3-6）；③病灶呈中等回声或低回声，内见少许不规则小无回声（图 2-3-7）。

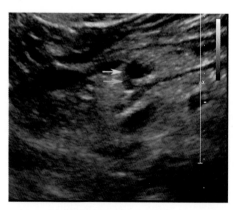

图 2-3-5 IPMN 腺瘤

胰头区囊性占位（黄色箭头所示），可见分支胰管（蓝色箭头）与扩张的主胰管（绿色箭头）相通连，分支胰管型

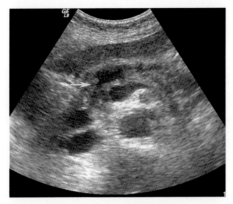

图 2-3-6　IPMN 囊腺癌

超声显示主胰管明显扩张，内见多个附壁结节
（箭头所示），为主胰管型

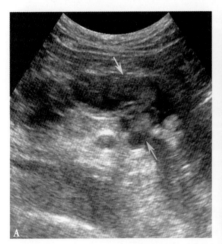
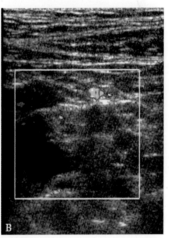

图 2-3-7　IPMN 囊腺癌

超声显示病灶呈分叶状囊实性结构，病灶侵及的主导管（黄色箭头）及分支
导管（蓝色箭头）均明显扩张，彩超显示囊壁及附壁结节上均探及略丰富血
流信号，为混合型

　　彩色多普勒超声于恶性病灶内常可探及较丰富的血流信号（见图 2-3-7），良
性病灶内绝大多数难以探及血流信号。

　　经腹超声可显示胰腺内扩张的导管及其内或与其相连的囊性或囊实性病
灶，为诊断及分型提供可靠的信息。主胰管宽度≥7～15mm、病灶≥30mm、有附
壁结节均为恶性的预测因素。

　　根据影像学资料的 IPMN 分型在临床应用中尤为重要，通常认为主胰管型

及混合型多为恶性，分支型恶性发生率较低（6%～51%），但当后者显示出一些可疑征象，如病灶直径＞3cm、附壁结节、主胰管直径＞6mm、细胞学检查阳性以及出现临床症状时应考虑恶性病变的可能。

（四）超声造影表现

附壁结节的判断目前仍是IPMN超声诊断中的难点，主要是一些小结节与黏液结节难以区分，超声造影可显示IPMN内的分隔和乳头状突起的强化，对壁结节超声造影的量化分析有助于其鉴别诊断。然而其可靠的诊断还需依据肿瘤与胰管相通，超声造影对一些病例也可更好地显示病灶与主胰管的关系（图2-3-8）。

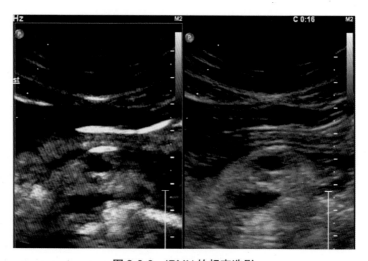

图2-3-8　IPMN的超声造影

动脉相可见病灶与主胰管相通，病灶边界清晰光滑，内未见乳头状增强

（五）报告内容及注意事项

IPMN的超声报告包括：病灶的位置，大小，内部有无实性乳头状突起，主胰管是否扩张，病灶与主胰管的关系，是否有周边浸润现象，彩色多普勒显示病灶内是否有血流信号，周边血管是否有受侵征象。

超声造影则应重点描述病灶的边界，囊壁是否规则，壁上有无结节状增强，病灶与主胰管的关系。

经腹超声和CT对于全面显示病灶有一定优势，但对于分支型的小囊性病灶和附壁结节的敏感性不及磁共振胰胆管显像（MRCP）和内镜超声；ERCP虽然也是本病重要的诊断方法之一，但在部分病例中受黏液的干扰难以显示导管扩张及病灶全貌。因此，多种影像学方法相结合更有助于准确判断病灶的性质。

此外，IPMN患者发生胰腺外肿瘤的比例较高（23.6%～32%），但与IPMN的良恶性无明显相关。因此，对IPMN患者应注意对其他脏器的全面检查。

（六）鉴别诊断

IPMN 的诊断需与胰腺黏液性囊腺性肿瘤相鉴别，二者均产生大量黏液，但后者常见于围绝经期妇女，多位于胰腺体尾部，具有较厚包膜，内部有分隔，通常为大囊（>2cm）或多囊状结构，壁及分隔上可见钙化或乳头状突起，很少与胰管相通连，囊腔可因黏液或出血而透声性较差，胰管无扩张或可见受压移位。

IPMN 还需与慢性胰腺炎鉴别，因前者常伴有胰腺炎的症状，也会出现胰腺实质萎缩及导管扩张，易误诊为慢性胰腺炎。但慢性胰腺炎很少见到囊性占位以及囊性占位与胰管相通的现象，同时，慢性胰腺炎可见胰腺实质的钙化和（或）胰管内结石。

（吕　珂　姜玉新　陈天娇）

四、胰腺实性假乳头状瘤

（一）流行病学及病因

胰腺实性假乳头状瘤（solid-pseudopapillary tumor or neoplasm of the pancreas，SPTP or SPN）自 1959 年由 Frantz 首次报道后，曾以胰腺乳头状囊性肿瘤、胰腺乳头状上皮肿瘤、胰腺实性乳头状上皮性肿瘤、囊实性腺泡细胞瘤等命名。为充分地描述该肿瘤的主要特征，世界卫生组织（World Health Organization，WHO）于 1996 年正式将该病命名为胰腺实性假乳头状瘤。SPTP 约占胰腺原发肿瘤的 0.13%～2.7%，约占胰腺囊性肿瘤的 5.5%～12%。SPTP 具有明显的年龄和性别倾向，好发于年轻女性（20～30 岁）。目前，WHO 将该病中的大部分病例归于交界性或有一定恶性潜能的肿瘤，其组织学来源尚未明确。该病转移浸润倾向较低，手术切除率高，预后较好。

（二）临床表现

SPTP 的临床表现多无特异性，主要症状为中上腹不适、隐痛，部分伴恶心、呕吐。部分患者于体检时偶然发现。与其他胰腺恶性肿瘤不同，黄疸、体重减轻、胰腺炎十分少见，仅见于不到 12% 的 SPTP 患者。实验室检查包括消化道常用肿瘤标志物，如 CEA、CA19-9、CA242、CA724 等多在正常范围内。

（三）超声表现（图 2-3-9～图 2-3-11）

胰腺实性假乳头状瘤可发生于胰腺的任何部位，但胰腺体尾较多见。肿瘤大多体积较大，形态较规则，边界较清晰，常伴出血坏死，由于出血坏死成分所占比例不一，肿块声像图可表现为囊性、囊实性或实性。SPTP 大多呈外生性生长，9%～15% 的病例会出现转移或局部侵犯。病变可表现为：①体积小者多以实性为主，呈低回声，边界清；②体积大者囊性坏死改变更明显，多为囊实性，部分可呈高度囊性变，仅在囊壁上残余薄层肿瘤组织。

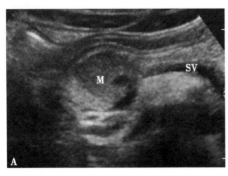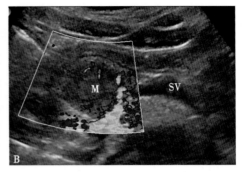

图 2-3-9 胰腺实性假乳头状瘤

超声显示胰头区囊实性占位（实性为主），形态规则，边界清，低回声内见少许无回声，CDFI：内见数条血流信号（SV：脾静脉；M：肿瘤）

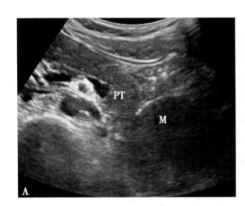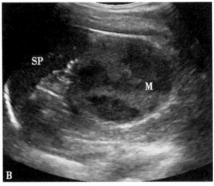

图 2-3-10 胰腺实性假乳头状瘤

超声显示胰尾区囊实性占位，形态规则，边界清，向外凸（PT：胰尾；SP：脾；M：肿瘤）

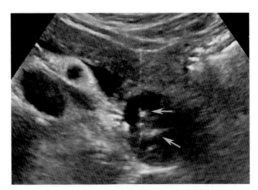

图 2-3-11 胰腺实性假乳头状瘤

超声显示胰尾区囊实性占位，边缘及内部可见钙化（箭头所示）

胰腺实性假乳头状瘤可有钙化，多为粗大钙化，可发生在肿瘤的周围呈蛋壳状也可在肿瘤内部呈斑块状。肿块引起胰管及胆管扩张比例小且程度相对低。肿块多挤压周围的组织结构，而无明显侵犯。部分病灶彩色多普勒血流成像可探及肿块边缘或内部血流信号。有学者认为彩色多普勒表现与肿瘤大小、囊性变的程度、良恶性无明显联系。

（四）超声造影表现

动脉期多见造影剂不均匀充填。肿瘤的包膜呈环状增强，病灶内部呈片状等增强或低增强，部分可见分隔样强化。静脉期造影剂大多快速减退，病灶呈低增强。病灶内出血坏死的囊性区域则始终显示为无增强区（图2-3-12）。

（五）报告内容及注意事项

SPTP的超声报告包括：病灶的位置，大小，边界是否清晰，内部是否有无回声区，是否有钙化，彩色多普勒显示病灶内是否有血流信号，周边组织或血管是否有受侵征象。

超声造影则应重点描述病灶周边是否有环状强化，病灶内是否有始终无增强的区域。

胰腺为腹膜后器官，经腹部超声检查时容易受到上腹部胃肠道气体的干扰，而且SPTP大多呈外生性生长，部分肿瘤的定位诊断较困难。通过胃十二指肠水窗法、改变体位，或通过脾脏做透声窗观察胰腺尾部，尽可能清晰显示胰腺结构及其与周边组织的毗邻关系，以便于更准确判断肿瘤的来源。SPTP发病率较低，目前人们对其认识仍不足，各种术前影像学检查误诊率均较高。一般对于年轻女性，具备以上超声表现者，应考虑到本病的可能。

（六）鉴别诊断

SPTP需与囊腺瘤、囊腺癌相鉴别：两者均以囊实性表现多见，相对而言，实性假乳头状瘤实性成分较多。囊腺瘤、囊腺癌多见于中老年女性，部分壁及分隔上可见乳头状突起。

SPTP还需与无功能性胰岛细胞瘤鉴别：后者多见于中老年人，实性多见，内部回声较为均匀，钙化较少见，实质成分血流较丰富，出血囊性变者与SPTP鉴别较困难。

部分以实性表现为主的SPTP需与胰腺癌鉴别：胰腺癌肿物形态多不规则，与周围组织分界不清，较易引起胰管、胆管的扩张。鉴别要点是胰腺癌具有浸润性的生长特点。

SPTP还需与胰腺假性囊肿鉴别：后者多有胰腺炎或外伤、手术史，声像图一般为典型囊肿表现，囊壁较厚，囊内可由于出血、感染等出现回声，类似SPTP的声像图表现，但囊内实际为沉积物，而并非实性成分，超声造影可提供较可靠的鉴别信息。

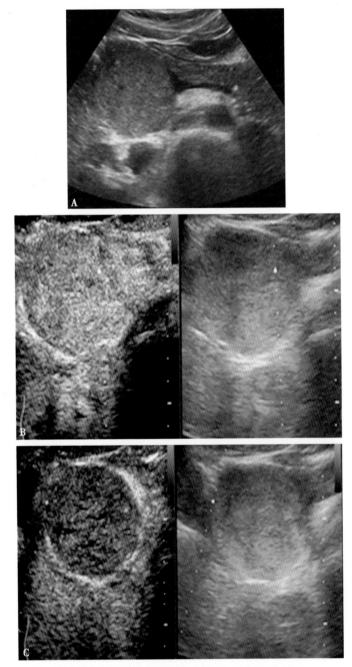

图 2-3-12 胰腺实性假乳头状瘤的超声造影表现

A：超声显示胰头实性占位；B：增强后动脉期肿瘤呈等增强、包膜呈环状高增强；

C：静脉期肿瘤呈低增强、包膜仍高增强

（王若蛟 罗 燕）

五、胰腺导管腺癌

（一）流行病学及病因

胰腺导管腺癌（pancreatic ductal adenocarcinoma，PDAC，以下简称"胰腺癌"）是恶性度最高、起病隐匿的肿瘤之一。在恶性肿瘤病死率中居第4位，5年生存率仅8%。

胰腺癌的早期症状不明显，且无法确诊，大部分发现时已进入晚期，仅有20%的患者适合手术，可行手术切除患者的中位生存时间为12.6个月，未行手术切除患者的中位生存时间为3.5个月，因此对胰腺癌的早期诊断显得尤为重要。

（二）临床表现

早期症状不明显，且无特异性，仅表现为上腹轻度不适或隐痛。进展期胰腺癌最常见的三大症状为腹痛、黄疸和体重减轻。

1. 腹痛 腹痛是胰腺癌的常见或首发症状，早期腹痛较轻或部位不明确，易被忽略，至中晚期腹痛逐渐加重且部位相对固定，常伴有持续性腰背部剧痛。

2. 黄疸 黄疸是胰头癌的突出症状，约90%的胰头癌患者病程中出现黄疸。约半数患者以黄疸为首发症状，随黄疸进行性加深，伴皮肤瘙痒、茶色尿、陶土便。

3. 体重减轻 体重减轻虽非胰腺癌的特异性表现，但其发生频率甚至略高于腹痛和黄疸，故应予以重视，特别是对不明原因的消瘦。

4. 消化道症状 胰腺癌患者最常见的消化道症状是食欲减退和消化不良，患者常有恶心，呕吐和腹胀，晚期可有脂肪泻。

5. 其他表现 部分胰腺癌患者有持续或间歇性低热，有时出现血栓性静脉炎。

（三）超声检查适应证

1. 上腹不适或常规体检者，需了解胰腺情况。是发现胰腺肿瘤、胰腺炎的首选检查方法。

2. 胰腺局灶性病变的定性诊断，鉴别肿块的性质。

3. 临床症状疑似胰腺肿瘤或实验室相关肿瘤标记物升高的病例。

4. 黄疸查因和不明原因的胰管扩张、胆管扩张。

5. 闭合性腹部外伤，疑存在胰腺损伤者。

6. 胰腺移植，全面评估供体血管通畅性和灌注情况，以及随访中出现的异常病变。

7. 胰腺癌局部动脉灌注化疗、局部放疗、消融治疗、注药治疗后等评价疗效。

（四）超声检查观察内容

超声要注意胰腺癌的直接征象（如：胰腺外形、轮廓及内部回声变化，胰腺内肿块）和间接征象（如：胰、胆管扩张，血管受压移位、变窄，周围脏器移位受侵犯，淋巴结转移、肝转移）。

1. 胰腺大小及外形变化　胰腺大小及外形变化是影像学最易发现的征象。胰腺局限性肿大，局部膨隆，形态僵硬（图 2-3-13A）。

2. 胰腺内肿块　小于 2cm 肿块超声多表现为较均匀低回声，无包膜。随肿块增大，内部回声不均匀，可合并液化、钙化。肿块轮廓不清，形态不规则，浸润生长，后方回声衰竭。CDFI：典型胰腺癌为少血供肿瘤，少数胰腺癌病灶内部或边缘可见短条状血流（图 2-3-13A～C）。

3. 胰、胆管扩张　胰腺癌在发病全过程中，约 60%～90% 的病例出现梗阻性黄疸，胰头癌则更多，胰管全程扩张（图 2-3-13D～E）。癌灶位于胰腺体尾部时，胰管可无扩张。

4. 胰周血管受压或受侵　胰周血管受侵是胰腺癌不可切除的主要原因之一。胰腺周围大血管较多，肿瘤较大或外生性生长时，相邻大血管可被推移、挤压变形，或被肿瘤包绕，甚至在管腔内见实性回声（图 2-3-14）。

5. 周围脏器受侵　易受侵的脏器为脾、胃、十二指肠等。脏器与胰腺之间的脂肪间隙消失，脏器表面正常高回声浆膜界面连续性中断。

6. 淋巴结转移　胰周见到 >1cm 的低回声淋巴结时，应考虑区域淋巴结转移的可能（图 2-3-13F）。

7. 肝转移　肝脏是胰腺癌最常见的转移部位，由于肝转移瘤的诊断直接影响到治疗方案的制订和对预后的估计。因此，胰腺癌超声检查时，应同时重点检查肝脏（图 2-3-13G）。

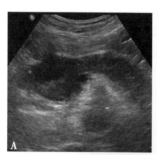
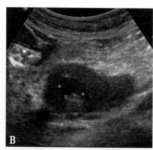
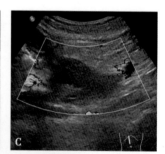
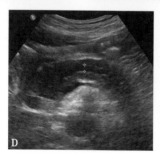
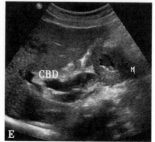

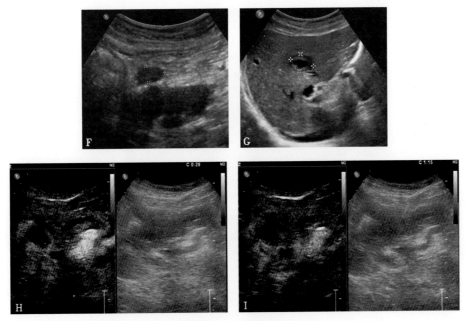

图2-3-13　胰头癌

A～C：胰头低回声占位（图A测量部位），其内部可见液化区（图B测量部位），CDFI其内未见明确血流信号；D、E：主胰管及胆总管扩张（测量部位）（CBD：胆总管，M：肿瘤）；F：胰头周边淋巴结肿大（测量部位）；G：肝内可见转移灶（测量部位）；H：超声造影动脉相（29s），病灶快速、不均匀低增强，内部见无增强区；I：超声造影静脉相（75s），病灶稍快减退

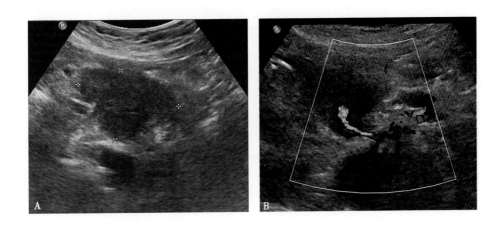

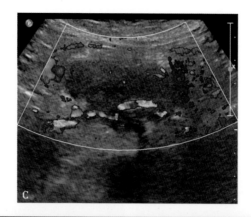

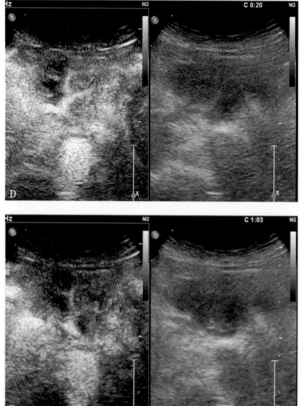

图2-3-14　胰头癌累及周边大血管

A：胰头低回声占位（测量所示区域）；B：胰头占位包绕腹腔动脉，局部管腔变细，可见花色血流信号；C：胰头占位包绕肝总动脉及脾动脉近心段；D：超声造影动脉相（20s），病灶呈不均匀低增强，内部见散在无增强区；E：超声造影静脉相（63s），病灶稍快减退

（五）超声造影表现

目前超声造影多使用第二代超声造影剂声诺维（SonoVue®），即六氟化硫微泡。欧洲医学和生物学超声协会发布的超声造影指南已经明确超声造影在淋巴结、胃肠道、胰腺、脾脏及肝胆系统疾病的诊断与鉴别诊断中的价值。

与周边正常的胰腺实质相比，多数胰腺癌呈不均匀低增强，少数呈等增强。D'Onofrio 等从 6 个中心选择了 1439 例胰腺占位性病变患者，其中实性病变 1273 例，将患者超声造影结果与病理诊断比较。超声造影判断胰腺癌标准为：静注造影剂后病灶增强程度低于周围正常组织，结果显示超声造影诊断胰腺癌准确率为 87.8%。胰腺癌病灶内的造影剂退出明显早于胰腺实质，渡越时间短于胰腺实质。这与肿瘤内部结构异常、血管迂曲及动静脉瘘形成有关。病灶内部出现液化坏死时，可出现局部造影剂充盈缺损（图 2-3-13H、I，图 2-3-15）。

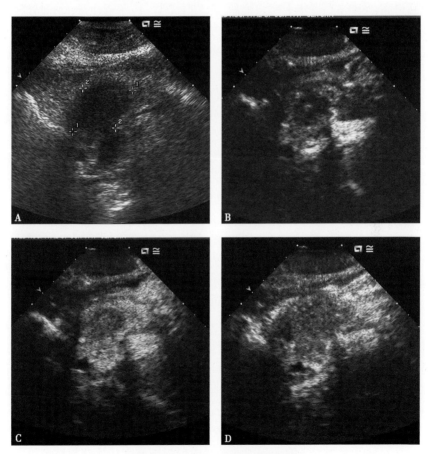

图 2-3-15 胰头癌超声造影表现

A：胰腺癌超声造影前呈低回声；B：超声造影动脉早期（22s）增强晚于胰腺实质；
C：动脉期（28s）呈低增强；D：静脉期（67s）呈更低增强

(六) 报告内容及注意事项

超声报告应涵盖上述胰腺癌直接及间接超声征象所涉及的方面。包括: 胰腺形态、大小、整体回声; 胰腺肿块部位、大小、内部及后方回声、边界、形态及血流情况; 胰、胆管有无扩张, 判断梗阻部位; 胰周大血管及脏器有无受侵; 胰周、腹膜后有无肿大淋巴结; 肝脏有无可疑转移灶。

经腹超声具有简便易行、经济及无创等优点, 常用于筛查胰腺占位性病变。然而, 经腹超声存在很多局限: ①绝大多数胰腺实性占位表现为低回声或者混合回声, 故对于病变良、恶性鉴别诊断价值有限; ②胰腺位于后腹膜腔, 解剖位置深, 易受胃肠道气体、肥胖等因素影响, 常规超声容易漏诊小胰腺癌(特别是直径＜1cm 者), 以及胰腺钩突、胰尾肿块。必要时可采取加压、改变体位或饮水, 使胃充盈, 以此作为声窗, 改善胰腺的显示; ③老年人胰腺萎缩, 脂肪变性, 胰腺体积小而回声高, 因此, 当老年人胰腺饱满, 回声较低时, 应予以注意; ④部分胰腺癌仅表现为外形僵直或外形增大、局部膨隆, 肿块与胰腺实质回声接近时, 应高度重视, 此时可行超声造影, 并结合 CT 动态增强薄层扫描; ⑤个别全胰腺癌可仅表现为胰腺弥漫性增大、回声不均、边界不整, 各部比例正常, 容易漏诊; ⑥胰腺癌血供较少, 故彩色多普勒超声往往难以显示血流信号, 但是, 可以作为与其他胰腺实性占位相鉴别的手段, 如: 胰腺神经内分泌肿瘤, 因为后者多数为多血供肿瘤。

(七) 鉴别诊断

1. 肿块型胰腺炎 该病与胰腺癌均以胰头多见。肿块型胰腺炎典型超声表现为: 病灶内部为低回声, 可有钙化, 后方回声衰减不明显, 病灶边界不清, 胰管可穿过肿块, 呈串珠状扩张, 有时可见结石。肿块型胰腺炎超声造影动脉期表现为缓慢、弥漫增强, 与周围胰腺实质增强模式及程度相似, 呈"实质样"增强, 静脉期造影剂退出速率与周围胰腺相似。

2. 胰腺囊腺癌 当囊腺癌以实性为主时需与胰腺癌鉴别。以实性为主的囊腺癌回声较高, 透声好, 后方衰减不明显或增强, 不伴导管扩张, 病灶内血流较丰富。超声造影可见蜂窝状增强、囊壁及分隔强化或内部结节样强化。

3. 胰腺神经内分泌肿瘤 胰腺神经内分泌肿瘤较少见, 分为功能性与无功能性, 其中以胰岛细胞瘤最常见。功能性神经内分泌肿瘤有典型的内分泌症状, 但是因为肿瘤较小, 经腹超声难以显示。无功能性神经内分泌肿瘤由于病人无症状, 发现时肿瘤较大。神经内分泌肿瘤较小时, 边界清, 形态规则, 内部呈较均匀低回声, 病灶较大时内部回声不均, 可见液化区。彩色多普勒超声显示肿瘤内部血流信号较为丰富。超声造影多表现为动脉期的高增强, 静脉期的快速退出而呈轻度低增强。大的无功能性神经内分泌肿瘤因坏死和囊性变可表现为不均质高增强。

4. 壶腹周围癌 由于肿瘤部位特殊, 病灶较小即出现胆道梗阻, 临床出现黄疸，超声表现为胆管扩张。肿瘤位于管腔内，可呈等回声或高回声。胰管无明显扩张。

5. 腹膜后肿瘤 病灶位置较深，位于脾静脉后方，与胰腺分界较清晰，不伴胰、胆管扩张。

（张　璟　谢晓燕）

六、胰腺腺泡细胞癌

（一）流行病学及病因

胰腺腺泡细胞癌（pancreatic acinar cell carcinoma，PACC）是一种临床罕见的恶性肿瘤，来源于腺泡。虽然胰腺中 80% 以上的组织由腺泡细胞构成，仅 4% 的组织由导管上皮构成，但 PACC 的发病率远低于导管腺癌，仅占胰腺癌的 1%～2%，于 1908 年由 Brner 首次报道，发病机制尚不明确。有研究表明，可能与 microRNA 表达的改变和胰腺腺泡的瘤性转化及恶性转变相关。大约 1/3 的腺泡细胞癌中可有散在的神经内分泌细胞标记物的阳性表达，当表达超过 30% 时，则称为混合型腺泡 - 内分泌癌（mixed acinar endocrine carcinoma，MAED），由于其病理学和生物学行为与腺泡细胞癌相似，因此被认为是后者的一个亚型。

本病预后较差，易早期转移至局部淋巴结和肝。中位生存期约为 18 个月，1 年生存率为 57%，3 年生存率为 26%，5 年生存率为 5.9%，介于胰腺导管腺癌和胰腺神经内分泌肿瘤之间，优于导管腺癌的 4%，因此早期确诊并积极手术治疗可以改善预后。

（二）临床表现

与导管腺癌的发病高峰年龄在 60～70 岁间相比，PACC 平均发病年龄相对年轻，在 50 岁左右，男性多见，男女之比为 2:1，罕见于儿童及青少年。

临床表现多为非特异性的消化道症状。因肿瘤以膨胀性生长为主，无明显"嗜神经生长"和"围管性浸润"的特点，早期症状不明显。当肿瘤较大压迫周围器官可引起相关并发症，通常有腹痛、恶心、腹泻、体重减轻等，发生胆管梗阻及黄疸的几率较低。约 4%～16% 的患者可因脂肪酶的过度分泌而并发胰源性脂膜炎，表现为皮下脂肪坏死、多关节病等。

目前尚未发现 PACC 的特异性肿瘤标志物，AFP、CA19-9、CA125、CA72-4、CA50、CA242、CA15-3 和 CEA 升高的病例呈分散分布，即使肿瘤较大或已发生肝转移，CA19-9 升高亦不明显。

（三）超声表现

PACC 可发生于胰腺各部位，在胰腺导管内罕见，累及全胰腺更为少见。但好发部位研究结果各异，部分学者认为胰头部多见（约占 42%～53%），胰体尾部次之（约占 27%～47%）；部分研究未发现确切好发部位。

多为单发，因症状不明显，通常发现时瘤体较大，7～10cm不等，直径大于10cm者不少见，明显大于导管腺癌的3～4cm。肿瘤以实性成分为主，较大时易出现囊性变，可伴出血坏死和钙化。肿瘤呈膨胀性生长，对周围器官常表现为压迫性改变，而非浸润性。因此肿瘤边界清晰，增强CT扫描时边缘可见完整或部分性包膜，与邻近组织分界清晰，MRI上瘤胰分界面多数存在，这是由邻近组织受压及反应性纤维组织增生所致。肿瘤较少沿胰管浸润，对胰管的影响主要是外压性，故胰胆管扩张少见。彩色血流显示，多数病灶内可探及血流信号，丰富程度不等（图2-3-16A～B）。

虽然PACC肿瘤有包膜，但侵袭性仍很高，50%患者诊断时已经有区域淋巴结甚至肝转移，也可侵犯静脉发生瘤栓。

（四）超声造影表现

超声造影对于该病的认识及研究尚处于早期阶段，相关文献相对较少。2016年Tanyaporn对5例该病患者进行超声内镜检查，发现大部分（4/5）病灶表现为逐渐增强，有别于导管腺癌的低增强模式（图2-3-16C～E）。该病的CT增

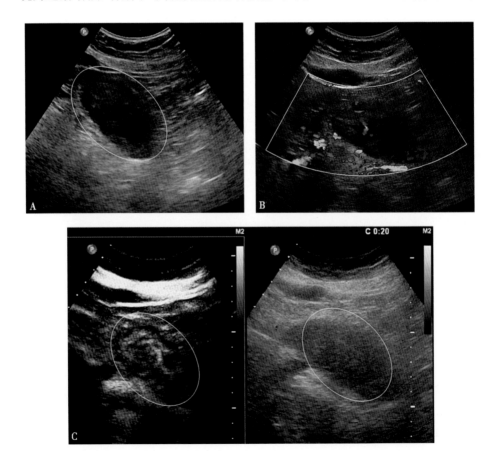

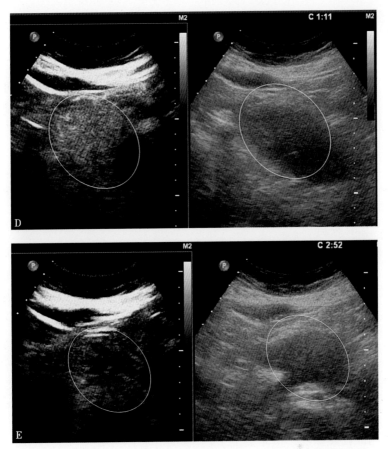

图 2-3-16　52 岁女性，穿刺病理为胰腺腺泡细胞癌，图 A～B 为常规超声表现，图 C～E 为超声造影表现

A：二维声像图表现：胰腺体部见 8.4cm×4.1cm 欠均质低回声，形态规则，边界清晰光滑，内见部分不规则无回声区；B：彩超显示：病灶内可见丰富动脉血流信号，其后方脾静脉受压变窄，血管壁光滑，未见明显受侵；C：动脉期（20s）可见病灶实性区域内丰富而粗大的肿瘤血管，弥漫增强，病灶与周边组织分界清晰；D：静脉期（71s）病灶实性部分持续增强，囊性区域始终未见增强；E：静脉期（172s）病灶实性部分缓慢廓清，呈低增强

强模式可分富血供和乏血供 2 种类型，后者居多。因肿瘤间质为血窦样结构，肿瘤内部常伴坏死、结构异质，故呈渐进性强化，强化不均匀。富血供者坏死范围小，更易于表现为均质；乏血供者坏死更多见，更倾向于不均质。虽然强化程度低于正常胰腺，但有学者认为 PACC 的强化比导管腺癌强，这可能与肿瘤间质富含血窦以及纤维瘢痕增生较少有关。部分研究还发现延迟期肿瘤与胰腺组织强化相近，认为是由于胰腺组织在门静脉期以后强化衰减加速，而肿瘤本身持续强化的结果。

53

（五）报告内容及注意事项

PACC 的超声报告包括：病灶的位置，大小，边界，是否有周边浸润现象，彩色多普勒显示病灶内是否有血流信号，周边血管是否有受侵征象。

PACC 侵袭性很高，50% 患者诊断时已经有区域淋巴结甚至肝转移。因此在工作中还需注意对肝脏及邻近脏器、血管的仔细扫查，为临床提供更全面的信息。增强 CT 和 MRI 对淋巴结的观察有一定优势，因此，多种影像学方法相结合更有助于准确判断病灶的性质。

（六）鉴别诊断

腺泡细胞癌超声表现类似于胰腺导管腺癌、无功能神经内分泌肿瘤、实性假乳头状瘤、黏液性囊腺瘤等病，均可表现为较大肿物，伴坏死和钙化，不均匀增强。需加以鉴别。

1. 导管腺癌（图 2-3-17） 临床上腹痛明显，胰头多见，易侵犯胰管、胆管引起黄疸。肿瘤体积多小于 PACC，呈浸润性生长，无包膜，边界不清，内部血供少，强化程度明显低于正常胰腺组织。

2. 无功能神经内分泌肿瘤 多见于青中年，属于富血供肿瘤，内部血流丰富。即使伴较大范围囊变、坏死区者，其实性成分动脉期仍呈明显强化。容易出现血行转移，淋巴结转移少见。动脉期明显强化的特点有别于本病。

3. 实性假乳头状瘤（图 2-3-18） 好发于年轻女性，表现为有包膜、边界清楚的肿块，一般不出现胰胆管扩张，恶性度低，较少出现转移。体积较大伴有囊变时难与本病鉴别，发病年龄及性别有一定鉴别意义。

4. 黏液性囊腺瘤 常见于中年妇女，随肿瘤体积增大恶性度增高，直径大于 8cm 可考虑为恶性。通常为大囊（>2cm）或多囊状结构，具有较厚包膜，边界清，可有分隔，囊壁光滑可见钙化，易与本病鉴别。

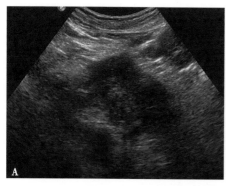
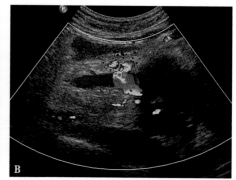

图 2-3-17　导管腺癌，患者男，66 岁，上腹及腰背部疼痛
A：超声表现：胰腺体尾部低回声占位，形态不规则，边界欠清；B：彩超显示：肿物内探及少许短条状血流

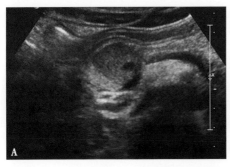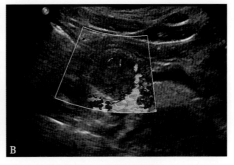

图 2-3-18　实性假乳头状瘤，患者女，14 岁，体检发现胰腺肿物

A：超声表现：胰头区见 2.8cm×2.3cm 的低回声，边界清晰，稍向外凸，内部见少许无回声区，胰管无扩张；B：彩超显示肿物内可见数处短条状血流

（谭　莉　吕　珂　姜玉新）

七、胰腺神经内分泌肿瘤

（一）流行病学及病因

　　胰腺神经内分泌肿瘤（pancreatic neuroendocrine tumours，pNETs），是源于胰腺多能神经内分泌干细胞的胰腺肿瘤，这些细胞多分布于胰岛，曾名为胰岛细胞瘤和胰腺内分泌肿瘤。包括高分化神经内分泌瘤（neuroendocrine tumours，NETs）和低分化神经内分泌癌（neuroendocrine carcinomas，NECs）。发病率为（0.25～0.5）/10 万，逐年升高。占胰腺原发肿瘤的 1%～5%，可发生在任何年龄，发病高峰年龄为 30～60 岁，无性别差异。

　　pNETs 分为功能性和无功能性两大类。多数为功能性 pNETs，包括胰岛素瘤、胃泌素瘤、胰高血糖素瘤、血管活性肠肽瘤，及更罕见的生长抑素瘤、胰多肽瘤、生长激素释放激素瘤、促肾上腺皮质激素瘤等，其中胰岛素瘤最常见，其次为胃泌素瘤。各类型流行病学特点不尽相同（表 2-3-1）。无功能性胰腺神经内分泌肿瘤占胰腺神经内分泌肿瘤的 15%～20%，多见于青年女性。其中直径小于 0.5cm 的无功能性神经内分泌肿瘤称为胰腺神经内分泌微腺瘤。目前认为除了胰腺神经内分泌微腺瘤是良性的以外，所有胰腺神经内分泌瘤都具有恶性潜能。

　　pNETs 多为散发病例，病因不明，部分为相关性家族性综合征，如多发性内分泌腺瘤病 Ⅰ 型、VHL（Von Hippel-Lindau，VHL）综合征和多发性神经纤维瘤病呈聚集性。

（二）临床表现

　　功能性 pNETs 因不同细胞来源，产生主要激素不同而表现为不同的临床综合征（表 2-3-1），无功能性 pNETs，血清激素水平无变化，早期无明显症状。肿瘤增大后临床上主要表现为梗阻性黄疸、胰腺炎、上腹痛、十二指肠梗阻、体重减轻和疲劳等。

表 2-3-1 功能性 pNETs 的流行病学和临床特征

肿瘤名称	细胞类型	分泌激素	临床表现	恶性比例（%）	发病率（占 pNETs 比例，%）	好发年龄	性别差异	数目	肿瘤最大径（cm）	好发部位
胰岛素瘤	B	胰岛素	低血糖	<10	70～80	任何年龄	无	单发多见	1～2	任何部位
胃泌素瘤	G	促胃液素	卓-艾综合征、难治性消化性溃疡和腹泻	50～60	20～25	中青年	男性稍多见	多发多见	<2	胰头、尾
胰高血糖素瘤	A	胰高血糖素	糖尿病，坏死性游走性红斑、口炎、腹泻	60～80	4	50～60岁	女性多见	单发	—	胰体尾
血管活性肠肽瘤	D1	血管活性肠肽	水样性腹泻、低钾、低胃酸（Verner-Morrison综合征）	50～80	3～4	—	—	—	2～7	胰尾
生长抑素瘤	D	生长抑素	高血糖、脂肪泻、胆结石	50	<5	中老年	女性多见	—	—	胰头

（三）超声表现（图 2-3-19～图 2-3-20）

可发生于胰腺任何部位，某些功能类型有一定分布倾向。大小不一，功能性 pNETs 一般较小，胰岛素瘤多为 1～2cm，胃泌素瘤也多小于 2cm。而无功能性 pNETs 可以长大至 10cm。

1. 二维超声表现

（1）胰腺神经内分泌瘤：体积小的肿瘤，内部多呈均匀的低回声，甚至为极低回声，少数为高回声；呈圆形或椭圆形，形态规则，边界清晰；肿瘤尾侧胰管无明显扩张。肿瘤较大时，形态可不规则，内部可合并出血、囊性变，表现为形态不规则，内部回声不均，出现无回声区，偶可见到钙化形成的斑块状强回声，并可出现挤压周围脏器和血管的相关征象。肿瘤可转移到周围淋巴结和肝脏，肝脏转移病灶 <1cm 为边界清晰的低回声及极低回声，病灶增大后多表现为强回声。

（2）胰腺神经内分泌癌：除了神经内分泌瘤的各种表现外，形态更加不规则，与周边分界明显不清晰，也可出现转移征象。

2. 彩色多普勒超声表现 典型病灶内可探及丰富血流信号，但在小病灶和深部病灶血流探测受限。胰腺神经内分泌癌血流走向杂乱。

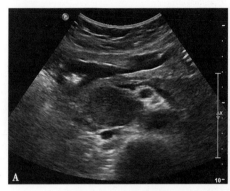
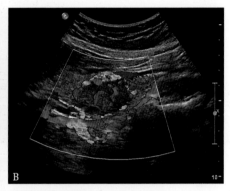

图 2-3-19 胰腺神经内分泌肿瘤
A：二维超声显示胰头部低回声，回声均匀，边界清晰，形态类椭圆形；B：彩色多普勒超声显示胰头部低回声见血流信号，较丰富。手术病理为胰腺神经内分泌肿瘤

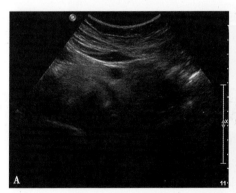
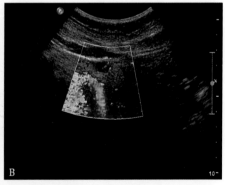

图 2-3-20 胰腺神经内分泌肿瘤
A：二维超声显示胰体尾部圆形极低回声，回声均匀，边界清晰；B：彩色多普勒超声显示胰体尾部极低回声内可见点条状血流信号。手术病理为胰腺神经内分泌肿瘤

（四）超声造影表现（图 2-3-21）

因为肿瘤的富血供，典型的超声造影表现为早期的边界清晰快速高增强或等增强。病灶较小多数为均匀增强，但病灶出现囊性变、坏死时，可表现为不均匀增强。但也有少部分肿瘤因为间质含量高，表现为低增强。

（五）报告内容及注意事项

超声报告包括：病灶的位置，大小，数目，边界，内部回声是否均匀，主胰管是否扩张，彩色多普勒显示病灶内是否有血流信号，周边血管、胆管是否有受压征象，周围淋巴结是否受侵，肝脏是否有转移。

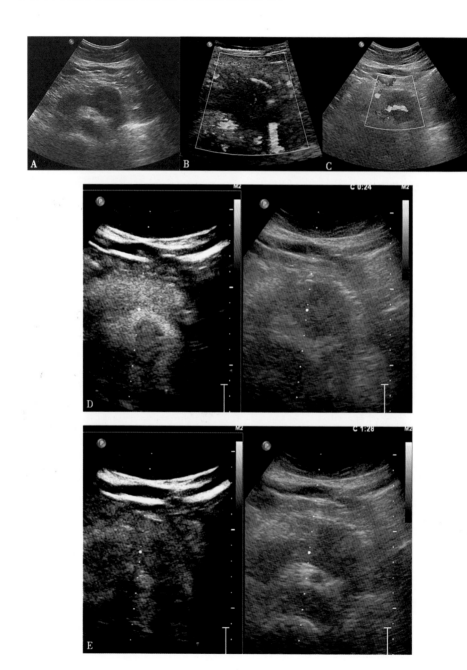

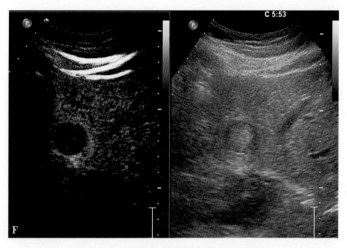

图 2-3-21　胰腺神经内分泌癌伴肝转移

A：胰腺体尾部实性占位，边界清晰，内部回声均匀；B：周边及内部较丰富血流信号；C：脾动脉包绕于肿物内，血流通畅；D：动脉期（24s）呈等增强，并可见包绕于内的脾动脉；E：静脉期（88s）缓慢廓清；F：肝内转移灶，超声造影延迟期（353s）呈明显低增强

超声造影则应重点描述病灶的边界，增强强度，分布是否均匀。

经腹超声对于病灶定位及诊断有一定帮助，但对于小病灶和深部病灶探测敏感性不及 CT、内镜超声以及生长抑素受体显像（somatostatin receptor scintigraphy, SRS）。因此，多种影像学方法相结合更有助于准确判断病灶的术前定位。胰腺术中超声的检出率可高达 96%。

此外超声能很好地显示胆管、胰管和周围血管的受累情况，对于肝脏转移病灶的检出敏感性和特异性高（88%～95%），因此经腹超声检查可以比较全面评估 pNETs，利于其定性诊断。结合临床表现有助于初步判断 pNETs 的类型。

（六）鉴别诊断

1. 胰腺癌　胰腺癌边缘不规则，内部多呈低回声或混合回声，胰头癌多伴有胆道或胰管扩张、周围脏器或组织受压、浸润以及转移征象，超声造影多表现为低增强，与典型的 pNETs 不难鉴别。但 pNETs 出现恶性征象（或胰腺神经内分泌癌）时，二者鉴别较困难，需要结合临床信息，综合判断。

2. 胰腺囊腺瘤（囊腺癌）　pNETs 以实性成分为主时，较易与囊腺类肿瘤鉴别。当囊性变区域较多较大，内部呈分隔样改变时，与呈多房大囊样表现的黏液性囊腺类肿瘤较难鉴别，但神经内分泌肿瘤囊性变后分隔往往较囊腺类肿瘤分隔厚且不规则。

3. 胰腺周围脏器的肿块　无功能性 pNETs 由于体积较大，常表现为左上腹肿块,因此需要与胃、左肾、左肾上腺和腹膜后肿瘤相鉴别。胃肿瘤位于脾静脉前方,饮水后可鉴别。左肾、肾上腺和腹膜后肿瘤位于脾静脉后方。

(张　青　陈天娇)

八、胰母细胞瘤

(一)流行病学及病因

胰母细胞瘤(pancreatoblastoma,PBL)是一种罕见的恶性胰腺上皮源性肿瘤,约占所有胰腺肿瘤的0.16%~0.5%,在儿童的胰腺肿瘤中占30%~50%。由Frable等在1971年首次描述其组织学特征。肿瘤大部实性,常有包膜,质软,可有出血、坏死、钙化、囊性变,镜下可见鳞状小体和含有酶原颗粒的细胞结构。

PBL好发于亚洲人,大多发生于婴幼儿,发病中位年龄4岁,男性多于女性,偶可见于成人。PBL可以单独发生或与遗传综合征例如Beckwith-Wiedemann综合征或家族性腺瘤性息肉病综合征联合发生。

PBL的分子发病机制仍不清楚,但曾有病例报道显示,在Beckwith-Wiedemann综合征患者以及家族性腺瘤性息肉病患者中,PBL可联合出现,表明其可能具有独特的分子遗传学改变,有报道称先天性囊性胰母细胞瘤与Beckwith-Wiedmann综合征相关是由于APC/β联蛋白信号通路的改变。染色体11p上的等位基因丢失是PBL中最常见的遗传改变,在PBL的患者中约占86%。

(二)临床表现

胰母细胞瘤可以发生在胰腺的任何部分,约50%的肿瘤位于胰头部。由于生长缓慢且早期无明显症状,发现时常常因体积较大而难以判断其来源。

胰腺母细胞瘤的临床表现通常是非特异性的。常见的症状和体征包括腹痛、腹部包块、体重减轻、呕吐、腹泻和贫血。当胰头部肿瘤体积较大时可压迫十二指肠及胃幽门部,导致机械性梗阻、黄疸、呕吐及胃肠道出血的发生。当肿瘤转移到腹膜时可以引起腹水。在个别病例报道中,PBL也可引起库欣综合征和抗利尿激素分泌失调综合征。

文献报道约40%~70%的PBL患者会出现血清甲胎蛋白(AFP)水平升高,因而甲胎蛋白是诊断胰腺母细胞瘤的常见肿瘤标志物。部分患者中也偶可见乳酸脱氢酶、α-1抗胰蛋白酶和CA19-9升高,其他肿瘤标记物没有显示出明显的相关性。

与成人相比,PBL在婴儿和儿童患者中具有较弱的侵袭性。PBL可局部包绕相邻血管并浸润周围器官、网膜及腹膜,肝脏是其最常见的远处转移部位,其次是区域性淋巴结和腹膜,较少见到肺、骨、后纵隔和颈淋巴结转移。

PBL的发生发展的过程较慢,可适用各种常见形式的肿瘤治疗,但手术治疗目前仍被认为是最有效的治疗方式。

(三) 超声表现（图 2-3-22～图 2-3-23）

PBL 可发生在胰腺任何部位，好发于胰头或胰尾。体积通常较大，边界清晰，以低回声为主，回声不均，内可见出血或坏死等形成的囊性部分，体积较大者常回声混杂，部分瘤体内可见钙化。发生于胰头者应常规仔细探查胆总管。

与血管关系：可包绕邻近腹膜后大血管（如腹腔干及其分支、肠系膜上动脉等）。也可在脾静脉内形成瘤栓，并向肠系膜上静脉、门脉内延伸，伴侧支形成。有时脾静脉被瘤栓充盈，并明显增粗似瘤块样，探查时容易误认为是瘤体的一部分，因此要注意分辨。

少数巨大肿瘤可以将胰腺全部破坏，致使胰腺区域均为瘤组织占据，见不到周边残存的胰腺组织，脾静脉紧贴肿瘤后缘，可以此判断肿瘤来源于胰腺，此时也要想到胰母细胞瘤的可能。

肿瘤可出现肝转移，腹膜后淋巴结转移，肺、骨转移。

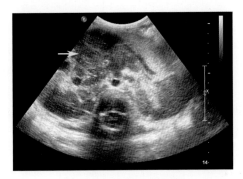

图 2-3-22　胰母细胞瘤
患儿男，3 岁，黄疸腹痛，上腹横切面可见胰头区不均匀低回声肿物（箭头所示），挤压并部分包绕周围血管

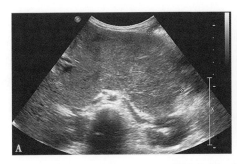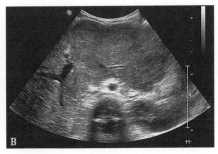

图 2-3-23　胰母细胞瘤
患儿女，5 岁，上腹横切面显示腹膜后巨大（10.6cm×6.3cm）低回声肿物（图 A 测量部位），边界清晰，内部回声均匀，可见腹腔干及分支穿行其内（图 B）

（四）报告内容及注意事项

PBL 的超声报告包括：肿瘤大小，起源器官，肿瘤边界清晰度，肿瘤内部回声，是否存在钙化、腹水、胆管和（或）胰管是否扩张，是否有局部浸润，是否包绕周围重要血管，是否存在转移灶，是否形成静脉瘤栓。

超过 15%～30% 的胰腺母细胞瘤患者在诊断时存在转移，其他的患者在疾病进展过程中发生转移。肝脏是最常见的转移部位，也可发生局部淋巴结、腹膜、骨骼和肺转移瘤等。血管浸润不常见。腹水可能是肿瘤扩散的指标。因此，在超声扫查时应注意这些部位的着重扫查。

（五）鉴别诊断

当肿瘤体积较大时，且起源不易确定，此时区分胰腺母细胞瘤与其他儿科腹部肿块可能是困难的。在这种情况下，儿童患者中的鉴别诊断应包括体积较大的腹膜内或腹膜后肿块，例如神经母细胞瘤。

神经母细胞瘤常常表现为体积较大、内部回声不均、伴钙化的腹部肿块。由于该肿瘤具有尿儿茶酚胺及其代谢产物增高的特征，可根据临床信息与胰腺母细胞瘤相区分。神经母细胞瘤多位于肾上腺区，需与位于胰尾部的胰母细胞瘤鉴别，前者多边界清晰，呈分叶状，内部回声不均匀，在低回声区间有强回声光斑伴声影，肾脏有受压推移现象，较早发生转移。

当肿瘤明显来源胰腺时，鉴别诊断主要为胰腺的囊性及囊实性肿物，特别是当 PBL 发生于年龄稍长儿童，且瘤体较小、无瘤栓形成时，需与胰腺实性假乳头状瘤鉴别。

胰腺实性假乳头状瘤（SPTP）好发于年轻女性，胰腺体尾较多见。肿瘤大多体积较大，边界较清晰，常伴出血坏死，声像图多表现为囊实性或实性，可有蛋壳状或斑块状钙化。SPTP 对周围组织常无明显侵犯，病灶较大时对周边组织、血管形成推挤移位，仅少数病例出现转移。

偶发于成人的病例鉴别诊断中包括胰腺导管腺癌、腺泡细胞癌、实性乳头状上皮肿瘤、腺瘤和内分泌肿瘤等。胰腺导管腺癌多发生在老年男性的胰头区，与胰腺母细胞瘤不同，其坏死、出血和钙化罕见。腺泡细胞癌类似于胰腺母细胞瘤，可以表现为体积较大、质软、分叶状、边界清晰的肿瘤，内部可发生坏死并易转移到肝脏和淋巴结，但其缺乏钙化和肺转移的倾向可能有助于与胰腺母细胞瘤相区分。

（周彤彤　吕　珂　姜玉新　王晓曼）

九、胰腺淋巴瘤

（一）流行病学及病因

胰腺淋巴瘤是一种较罕见的胰腺肿瘤，占胰腺恶性肿瘤的 0.16%～4.9%，病理类型多为 B 细胞非霍奇金淋巴瘤。胰腺淋巴瘤可以分为原发性和继发性两类。原发性胰腺淋巴瘤（primary pancreatic lymphoma，PPL）临床上极为少见，不到结外淋巴瘤的 2%，仅占胰腺肿瘤的 0.5%，2016 年世界卫生组织（World Health Organization，WHO）框架指南将原发性胰腺淋巴瘤定义为"起源于胰腺组织的结外淋巴瘤，可浸润毗邻淋巴结及远处转移，首发临床征象位于胰腺"。继发性胰腺淋巴瘤为全身淋巴瘤胰腺受累的表现，相对多见，尸检中其在非霍奇金淋巴瘤患者中发生率可达 30%。

（二）临床表现

PPL 多见于中老年男性，临床表现缺乏特异性，腹痛（83%）是最常见的临床症状，随后是腹部包块（54%）、体重减轻（50%）、黄疸（37%）、急性胰腺炎（12%）、小肠梗阻（12%）、腹泻（12%）等。继发性胰腺淋巴瘤在发现前其原发部位淋巴瘤诊断多已明确。

（三）超声表现

原发性胰腺淋巴瘤胰头多见，多表现为体积较大的低回声，彩色多普勒内部多无血流信号，常伴有肾静脉下方腹膜后淋巴结肿大。内镜超声（endoscopic ultrasound）是诊断 PPL 的重要工具，当内镜超声发现胰腺有体积较大的低回声、无明显胰管受累及胰管扩张、胰周淋巴结肿大等特点常提示 PPL 可能。

（四）报告内容及注意事项

超声报告主要内容包括：病灶的回声、位置、大小、胰管是否扩张，彩色多普勒显示病灶内是否有血流信号，周边血管是否有受累征象等。

PPL 由于缺乏特异性临床表现且较为罕见，易误诊为胰腺癌，两者治疗方法及预后存在较大差异。内镜超声（EUS）及内镜超声引导下细针穿刺活检（endoscopic ultrasound-guided fine-needle aspiration，EUS-FNA）是诊断 PPL 较为可靠的方法。此外，CT、MR 及 PET-CT 也是诊断 PPL 常用的影像学方法，多种影像方法的结合更有助于准确判断病灶的性质，提高 PPL 诊断率。继发性胰腺淋巴瘤结合病史及胰腺占位多不难诊断。

（五）鉴别诊断

PPL 和胰腺癌的一些临床表现及影像学特征有相似之处，但两者治疗方法及预后存在较大差异，因此鉴别诊断十分重要。PPL 肿瘤体积较大，通常无明显胰管受侵及胰管扩张表现，常伴有肾静脉下方腹膜后淋巴结肿大，而胰腺癌肿瘤体积较小，有明显胰管受侵及胰管扩张表现，且易侵入血管导致肝内转移。两者的鉴别诊断还应结合临床表现、检验结果及其他影像学检查，明确诊断需要病理学的帮助。继发性胰腺淋巴瘤为全身淋巴瘤胰腺受累的表现，胰腺出现病变通常较晚，诊断不难。

（夏　宇　黄雪培）

十、胰腺转移肿瘤

（一）流行病学及病因

胰腺转移肿瘤非常罕见，其发病率为 1.6%～5.9% 之间，而超声内镜引导细针穿刺发现率为 0.7%～10.7%。

最常见的转移胰腺原发性肿瘤包括肾细胞癌（RCC）、肺癌、乳腺癌、恶性黑色素瘤、胃肠道癌、前列腺癌。此外，几乎所有的造血肿瘤都可以累及胰腺，其中非霍奇金淋巴瘤是最常见。

转移可以通过不同的方式：通过直接侵袭、淋巴或血行。直接侵犯胰腺实质一般来自邻近结构如十二指肠乳头，肝外胆管，胃、十二指肠、结肠的肿瘤。继发胰腺的淋巴瘤和白血病通常源自受累的胰周淋巴结，但最常见的肾细胞癌的转移途径尚不清楚。

由于独特的肠系膜淋巴引流，结肠癌最常见的转移部位是胰头下部。但绝大多数（75%）涉及多节段。

（二）临床表现

绝大多数的患者在诊断时无症状。只有当肿瘤相当大时，才会产生具体的症状，如消化道出血、消化道梗阻、腹痛或黄疸，与原发性胰腺腺癌相似。其他一般症状包括疲劳、体重减轻、腹痛。罕见的症状包括胰腺功能不全、腹部包块和胰腺炎。血清肿瘤标志物一般在正常范围内。在一项回顾性研究的 220 名患者中，27.6% 无症状，25.2% 表现黄疸，11.4% 表现腹痛。

（三）超声表现

通常无特征性的超声表现，可表现为单发、多发，或弥漫性胰腺受累。较大肿瘤的病灶内可液化坏死和钙化。不伴有主胰管和胆总管扩张。

彩色多普勒可显示病灶内血流丰富，部分病灶内仅见少许血流（图 2-3-24）。

（四）超声造影表现

肾细胞癌是最常见的胰腺转移肿瘤，超声造影可显示其胰腺转移病灶强化，有助于与低血供的胰腺导管腺癌相鉴别。然而肾细胞癌胰腺转移瘤的超声造影特征，并不能与胰腺内分泌肿瘤相区别。同时低血供的转移肿瘤，如肺癌，部分乳腺癌表现病灶未强化（图 2-3-25）。

（五）报告内容及注意事项

胰腺转移肿瘤的超声报告包括：病灶的位置，大小，病灶内部是否有坏死液化，钙化。主胰管和胆总管是否扩张，是否有周边浸润现象，彩色多普勒显示病灶内是否血流丰富，周边血管是否有受侵征象。

经腹超声虽然可清晰显示病灶，但 CT 和 MRI 可更加准确地诊断单个病灶，特别是多发病灶。例如，来源于高血供原发灶的转移肿瘤，如肾细胞癌转移

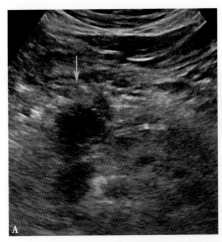
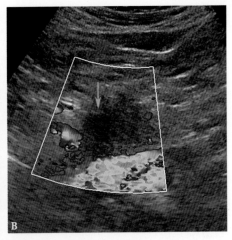

图 2-3-24　胰腺转移肿瘤（箭头所示）

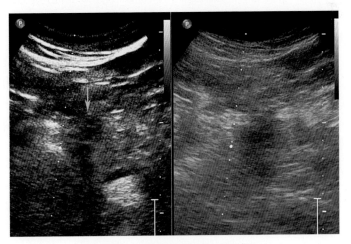

图 2-3-25　胰腺转移肿瘤（箭头所示）

癌，通常在动脉期迅速增强。在 MRI 中，转移病灶通常是低信号，T_1 加权脂肪抑制图像表现为稍低信号，T_2 加权图像上表现为稍高信号。具有与原发肿瘤相同的增强模式。较大转移可能存在 T_2 表现为高信号中心坏死和周边强化。临床诊断主要结合临床病史，最终需要活检明确诊断。

（六）鉴别诊断

大多数胰腺转移瘤无特异影像表现，但肾细胞癌、黑色素瘤和一些乳腺癌，因其高血供，常与内分泌肿瘤混淆，但能与低血供的胰腺导管腺癌相区别。

肺癌和乳腺癌的胰腺转移瘤通常表现为低血供，但当表现为多发，并无明显的胆管或胰管扩张时，应考虑肿瘤转移。此外这些病灶往往边界清楚，可与胰腺导管腺癌区别。

如没有其他明确的影像学特征，很难区分转移和原发病变，因此，原发恶性肿瘤的病史，强烈地提示转移的可能性。同时 FNA 有助于正确诊断。

（仲光熙　蔡　胜）

十一、VHL 综合征

（一）流行病学及病因

VHL 综合征（Von Hippel-Lindau 综合征），又称家族性视网膜及中枢神经系统血管瘤病，是多器官的良恶性肿瘤多发的症候群。VHL 综合征为罕见常染色体显性遗传病，VHL 基因位于 3 号染色体短臂，发生率约 1/3.6 万。80% 有家族史，20% 为散发病例。

VHL 综合征可累及全身多个脏器，发生肿瘤或囊肿，如视网膜血管母细胞瘤、小脑血管母细胞瘤、脑干血管母细胞瘤、肾肿瘤、嗜铬细胞瘤，肾、胰腺、附睾等的囊肿等。受累器官可同时或先后出现。约半数 VHL 患者只表现出一种肿瘤。

（二）临床表现

发病年龄从出生至 65 岁不等，平均年龄 26 岁。神经系统及其他脏器受累不同，临床表现多样，如头痛、呕吐、步态障碍、共济失调，下肢无力，颅内高压，高血压，视力下降，听力下降、眩晕耳鸣。

VHL 综合征主要通过影像学检查、眼底检查及基因诊断等方法诊断。具有家族史的患者存在一个或一个以上的下列疾病表现：视网膜血管母细胞瘤、脊髓或小脑血管母细胞瘤、肾上腺或肾上腺外嗜铬细胞瘤、肾细胞癌及多发性肾和胰腺囊肿；没有家族史的患者中需具有以下两个或两个以上的特征性病变：两个或两个以上的视网膜、脊髓或脑血管母细胞瘤或单一血管母细胞瘤及相关的内脏病变，如肾细胞癌、肾上腺或肾上腺外嗜铬细胞瘤、内淋巴囊肿瘤，附睾或阔韧带乳头状囊腺瘤，或胰腺的神经内分泌肿瘤。

多发性囊肿是 VHL 综合征最常见的胰腺表现，出现在大多数的老年患者中。胰腺囊肿多为单纯性囊肿，很少引起内分泌和外分泌的功能不全，不累及胰腺功能，但有时胰头部囊肿可引起胆道梗阻。

胰腺神经内分泌瘤通常不具有激素活性，而且生长缓慢，但有恶性倾向，可导致转移性疾病。

（三）超声表现

超声表现取决于受累器官，肾脏的肿瘤、嗜铬细胞瘤，肾、胰腺、附睾等的囊肿等具有相应的超声表现。

胰腺囊肿多数为多发的无回声，透声好，后方回声增强，CDFI：内未见血流信号。胰腺神经内分泌肿瘤超声表现同胰腺神经内分泌肿瘤部分（图 2-3-26）。

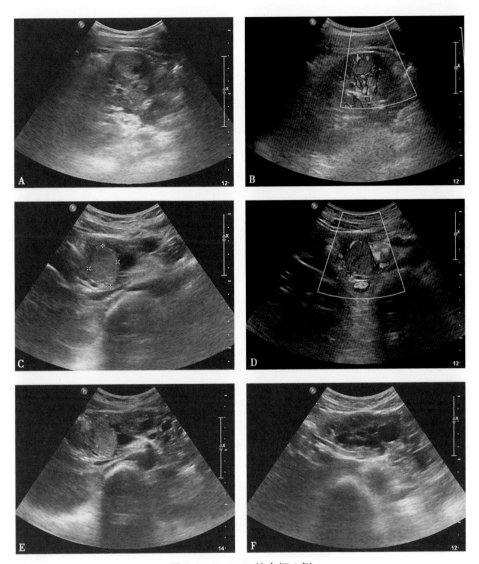

图 2-3-26　VHL 综合征 1 例

女性,33 岁,右侧肢体麻木、无力 6 月,头痛 2 月入院,既往头部 MRI 提示小脑占位,手术病理为毛细血管性血管母细胞瘤

A、B:左肾实质内高回声,形态规则,边界清,内可见无回声,CDFI:周边及内部可见条状血流信号;C、D:胰腺头部高回声,形态尚规则,边界清,CDFI:周边及内部可见条状血流信号;

E、F:胰腺内见多个大小不等的无回声,几乎遍布整个胰腺

(四)超声造影表现

胰腺神经内分泌肿瘤超声造影表现同胰腺神经内分泌瘤部分。

（五）报告内容及注意事项

超声报告包括：病灶的位置，大小，数目，边界，内部回声是否均匀，主胰管是否扩张，彩色多普勒显示病灶内是否有血流信号，周边血管、胆管是否有受压征象。

VHL 综合征是一种多系统肿瘤性疾病，不能单纯靠影像学检查诊断。当临床提示存在 VHL 综合征时，要警惕胰腺、肾脏、肾上腺、附睾等部位的肿瘤存在。经腹超声是腹部病变首选的筛查方法，能够发现肾脏的肿瘤、嗜铬细胞瘤，肾、胰腺、附睾等的囊肿等。当临床提示该病时要仔细检查相应部位是否有肿瘤或囊肿。对于可疑为 VHL 综合征者，应详细询问其家族史，并在患者及其家族成员中进行基因检测和分析，对确定为 VHL 综合征的患者则应制订终身定期筛查计划。

约 80% 的 VHL 综合征患者有一个患病的双亲，VHL 综合征患者的后代有50% 的风险患有该病。因此对所有患有或怀疑患有 VHL 综合征的患者需进行基因检测，高危人群进行预防性基因检测。对具有 VHL 致病突变基因的个人及未知遗传状况的存在高致病风险的患者亲属进行临床监测。可以早期发现和切除肿瘤以避免或减少二次损害的发生，如听力丧失、视力减退、神经系统症状、肾替代性治疗等。VHL 综合征的肾囊肿经过 3~7 年有恶变为肾癌的可能，所以肾囊肿应视为癌前病变，给予严密观察。胰腺囊肿无恶变倾向。

（六）鉴别诊断

胰腺囊肿需要与假性囊肿鉴别。

胰腺神经内分泌瘤需要与胰腺癌、胰腺腺泡细胞癌、囊腺瘤及周围脏器的肿块相鉴别（见胰腺神经内分泌肿瘤部分）。

（赵瑞娜　张　青）

第三章

超声引导下胰腺穿刺活检及病理学评估

第一节　超声引导下胰腺穿刺活检

一、目的

鉴别肿物的良、恶性，明确病理组织学类型以确定治疗方案。

二、适应证

胰腺的实性、囊性或囊实性肿物以及可疑的弥漫性肿瘤，只要超声能清晰显示者，均可行超声引导下穿刺活检。

三、禁忌证

合并胰腺炎急性发作者；凝血功能不正常者；有大量腹水者；胃肠梗阻、扩张者；穿刺途径无法避开血管者；呼吸配合不良者。

四、仪器设备

采用 3～5MHz 的超声探头及相匹配的穿刺架（图 3-1-1）。行细胞学活检

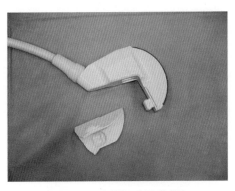

图 3-1-1　穿刺探头及穿刺架

69

时,选用 20G 的 PTC 针,长 15～20cm(图 3-1-2)。行组织学活检时,使用组织活检枪(图 3-1-3)及配套活检针,多选用 18G,长 15～20cm。

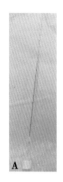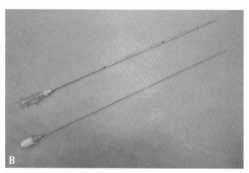

图 3-1-2　穿刺针

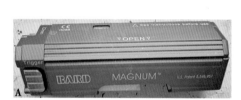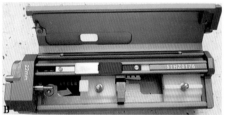

图 3-1-3　组织活检枪

五、穿刺前准备

1. 穿刺操作者评价病灶是否可行穿刺。判断有无禁忌证,必要时进行超声造影,选择增强区进行穿刺,避开病灶的坏死区域。

2. 检查凝血酶原时间及活动度,检查胰腺淀粉酶,不正常者均视为禁忌,或经治疗纠正后再行穿刺。

3. 穿刺前禁食 6 小时。

4. 与患者签署知情同意书。

六、操作技术

(一)患者仰卧位或右侧卧位,充分暴露穿刺部位,常规消毒铺巾,探头消毒准备。

(二)超声确认皮肤进针点、穿刺路径、进针距离。2% 利多卡因局麻。

1. 对于囊性或囊实性肿物,先抽取液性成分,再对实性成分进行细胞学或组织学活检。

抽取囊液时，嘱患者屏气不动，迅速进针入囊腔。患者转为平静呼吸，拔出针芯，开始抽液。根据临床需要进行送检。

2．对于肿物的实性成分可选择行细胞学活检或组织学活检。

（1）对于肿物较小，或者安全取材范围较小者，多选择细胞学活检。嘱患者屏气不动，迅速进针达肿物边缘，拔出针芯，连接25ml注射器，保持负压，小幅度提拉20次（图3-1-4），解除负压后迅速出针。进行涂片，或送液基检查（图3-1-5）。

（2）对于肿物较大，且可取材范围较大者，可行组织学活检。嘱患者屏气不动，迅速进针达肿物边缘，激发活检枪，迅速退针，完成一次组织活检。将针槽

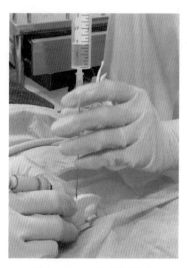

图 3-1-4　细胞学活检术
穿刺针连接注射器，保持负压，小幅度提拉20次

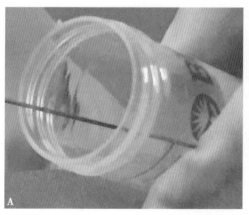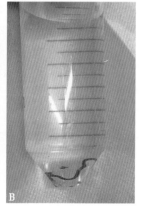

图 3-1-5　液基细胞检测

内组织条浸泡于甲醛溶液内,送病理科检查。

（三）穿刺结束后,酒精擦拭穿刺部位,敷料覆盖穿刺点。平卧观察生命体征1小时,向患者说明穿刺后注意事项:

1. 穿刺后2小时内禁饮、禁食。

2. 穿刺后第一餐清淡饮食(稀饭、面条类),禁油腻。

3. 穿刺后2日内保持伤口干燥。

4. 穿刺后出现腹部疼痛等不适,请尽快就近急诊。

七、注意事项

1. 胰腺虽然是腹膜后器官,仍随呼吸有移动,故穿刺时应嘱患者屏气不动。

2. 胰腺穿刺时,难免穿过前方的胃肠。实践证明,粗细不超过18G的穿刺针经过正常胃肠是安全的,但禁忌穿过有梗阻、扩张的胃肠道。

3. 穿刺应避开肿物周围的血管、胆囊、胆总管、胰管。

4. 胰腺肿瘤常被纤维组织包裹,组织学活检时不宜进针过浅,且取材次数要足够;有中心坏死者应在周边取材,以减少病理假阴性的发生。

5. 超声引导下细针穿刺对于胰腺囊性病变的诊断有特异性,但是灵敏度只有20%～50%,而且只有明确发现恶性细胞时才能证明有恶变。但是,囊液分析在诊断胰腺囊性肿瘤恶变上被证明比细胞学检查更有用。对囊液进行肿瘤标志物CEA、CA19-9、黏度、淀粉酶的测定,可以区分肿瘤是否产生黏蛋白、有无脱落的异型恶性肿瘤细胞、囊液淀粉酶和肿瘤标记物高低,以及有无肿瘤分子标志表达(基因等)。

有研究报道,囊液中CEA > 192ng/ml 是诊断黏液性囊腺性肿瘤(MCN)最准确的标准。当CEA > 192ng/ml 时,鉴别黏液性与非黏液性肿瘤的敏感性与特异性分别为75%及84%。当囊液CEA > 6000ng/ml,黏度 > 1.6,诊断黏液腺性囊性癌的准确率为94.3%;当囊液CEA < 6000ng/ml,黏度 > 1.6,预测黏液性囊性瘤的准确率是97.2%;当囊液黏度 < 1.6,脂肪酶 < 6000U/L,非黏液性囊腺瘤的诊断准确率是100%。对于导管内乳头状黏液性肿瘤(IPMN),高黏度和高水平的CEA也预示着恶变。此外,假性囊肿、IPMN的囊液淀粉酶测值会显著增高,其他囊性肿瘤的囊液淀粉酶测值多低于血清值。当囊液淀粉酶值 < 250U/L时,可排除假性囊肿的可能。

八、穿刺报告内容

(一)细胞学穿刺活检

患者仰卧位,常规消毒铺巾,2%利多卡因局麻后,将20G PTC针刺入肿物内,连接注射器,保持负压上下提拉多次,取出少许血性物,共制作细胞学涂片

2张,留取组织1团,均已送病理。

术中、术后彩超监测,均无出血,休息后患者安返。

(二)组织学穿刺活检

患者平卧位,常规消毒铺巾,2%利多卡因局麻后,取18G组织活检针对胰腺肿物进行活检,取出组织1条,送病理。

术中、术后彩超监测,均无出血,休息后患者安返。

(谭 莉 严 昆)

第二节　胰腺穿刺病理学结果的评估

胰腺位置深,发生肿瘤后症状隐匿,早期发现和早期诊断困难,经皮胰腺肿瘤穿刺和内镜超声引导下胰腺穿刺是创伤小、操作简单、方便快捷的术前诊断手段,灵敏性和特异性都很高。穿刺标本包括针吸细胞学涂片和穿刺组织活检两种情况。就病理医师诊断困难程度而言,经皮B超引导下胰腺穿刺获得的标本数量和质量都要优于内镜超声引导下的胰腺穿刺,因此在病人情况许可时,我们更希望获得经皮B超引导下的穿刺标本。

一、细胞学涂片的制作

细针穿刺细胞学切片通常是穿刺医师现场制作,及时固定后送检到病理科。抽取的标本呈淡黄色最为合适,血性液体通常所含细胞数量较低,难以制作背景干净的细胞学涂片。

穿刺结束后,先把针头取下,针管吸3ml空气,再装上针头,将针芯内的穿刺物直接推到标记好的玻片近端,盖上另一张玻片,快速对拉,使得液体能均匀覆盖在两张玻片上,切记不要反复推抹;涂片结束后及时放到固定液(95%的无水乙醇)中。余下针头和针管内的标本如需做液基涂片,将非妇科液基保存液抽吸2~3ml入针管内,再推入保存瓶,反复操作2~3次,尽量减少细胞损失。涂片和标签要在玻片的同一面。填好申请单后,把标本和申请单一起送到病理科。

二、穿刺细胞学涂片的病理结果评估

胰腺细针穿刺细胞学诊断比较困难,需要病理医师有丰富的经验。穿刺细胞种类较多,有肿瘤细胞,也可以有胰胆管正常上皮细胞、胰岛细胞、腺泡细胞、炎细胞和间质的纤维细胞等;也可出现针道沿途细胞,如经皮穿刺可看到鳞状上皮和皮下脂肪组织,经消化道穿刺可看到小肠黏膜。

细针穿刺胰胆管细胞学诊断报告,目前采用Papanicolaou Society of Cytopathology发布的2014版胰胆管细胞学指南中的诊断分类标准:①样本不满意;

②未见瘤细胞（阴性）；③非典型细胞（核异质细胞）；④肿瘤（良性，或其他）；⑤找到可疑恶性肿瘤细胞；⑥找到恶性肿瘤细胞。

下面分别解读该诊断标准。

（一）样本不满意

未提供可诊断或有用的信息，可以是人为操作导致，如凝血过多，制片不佳，或者穿刺细胞都是胃肠道上皮；也可以是病变的特点决定，如囊肿内的囊液细胞成分极少，不足以判断是什么类型的囊肿；还有一种情况，是穿刺的细胞都是正常腺泡和导管细胞，不能匹配临床特点和影像学改变。

（二）未见瘤细胞（阴性）

阴性结果等同于未见瘤细胞及未见异型细胞，但不是没有意义的诊断。涂片中的细胞数量或细胞外物质足以提供诊断，可以解释影像学表现，同时缺乏提示肿瘤的细胞成分。包括下列几种情况，急性或慢性胰腺炎、自身免疫性胰腺炎、假性囊肿、淋巴上皮囊肿或胰腺结核。举例说明，穿刺病理报告：未见瘤细胞，可见较多淋巴细胞及多核巨细胞，局部可见坏死。结合临床特点，高度提示胰腺结核（图3-2-1）。所以阴性结果并不是没有临床意义的。当然，阴性结果不能完全排除胰腺肿瘤的可能性。临床表现及影像学特点均怀疑胰腺实性结节时，FNA穿刺细胞学的假阴性率平均可达15%。如果加上因为穿刺细胞过少，穿刺医师经验不足，病理诊断标准不明确等各种人为因素，假阴性率甚至可高达60%。

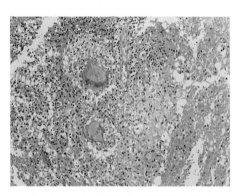

图3-2-1　未见瘤细胞，提示胰腺结核

（三）非典型细胞

是指有明确细胞核和细胞质，结构完整的细胞，但不能确定是正常细胞、反应性增生的细胞，也不足以诊断肿瘤细胞或可疑肿瘤细胞。通常"非典型细胞"是个异源性的诊断，可以是各种病变，从炎症、恶性前病变到胰腺癌均有可能。不能明确诊断的原因，可能是细胞数量较少，或涂片过程中有人为操作不当导致；也可能是细胞本身的原因，如急性炎细胞较多的背景下，胆管上皮增生，不能除外炎症修复；或细胞有黏液化生伴有轻度核异型性。举例说明，病理报告：非典型细胞，可见黏液性上皮细胞伴有轻度异型性。影像学表现为胰腺囊性病变，结合二者，临床医生会首先考虑胰腺黏液性囊性肿瘤或 IPMN。

（四）找到肿瘤细胞

分为两部分，包括找到肿瘤细胞（良性）及找到肿瘤细胞（其他肿瘤）。

找到肿瘤细胞（良性）：这一诊断主要是用于胰腺浆液性囊腺瘤；在细胞数量丰富的情况下可以诊断。事实上经常由于细胞稀少而诊断受限，并且诊断时要密切联系临床（非黏液性的囊液，CEA 和淀粉酶的水平较低等）。

找到肿瘤细胞（其他肿瘤）：其他肿瘤主要包括胰腺导管内乳头状肿瘤（IPMN）、黏液性囊性肿瘤（MCN）、胰腺神经内分泌肿瘤（PNET）、实性假乳头瘤（SPT）等，也就是除了胰腺导管腺癌和浆液性囊腺瘤之外的胰腺肿瘤。这一部分肿瘤有恶性前病变（IPMN、MCN），及低度恶性肿瘤（PNET、SPT），所以放在"其他"里更为合适。IPMN 和 MCN 都被覆黏液性上皮细胞，细胞异型性较小时，可能放在"非典型细胞"这个诊断里更合适。神经内分泌肿瘤（图 3-2-2）和实性假乳头瘤细胞学涂片上有独特的形态学特点，免疫组化的辅助诊断帮助很大。

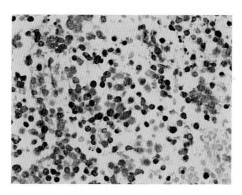

图 3-2-2　找到肿瘤细胞（神经内分泌肿瘤）

（五）找到可疑恶性肿瘤细胞

这里的恶性细胞主要是指胰腺导管腺癌和腺泡细胞癌，当细胞数量较少，或涂片细胞质量不高，不足以明确诊断。这个诊断怀疑恶性肿瘤的程度要高于"非典型细胞"，但假阳性的可能性也存在一定比例，可以再次穿刺。如果有胰腺囊性病变，病理涂片可见黏液上皮伴有高度异型增生时，综合考虑，优先诊断IPMN 伴上皮细胞高度增生而不是胰腺腺癌，这种情况下，病理报告会选择"找到可疑恶性肿瘤细胞"而不是"找到恶性肿瘤细胞"。

（六）找到恶性肿瘤细胞

包括原发胰腺恶性肿瘤和转移癌（以转移性肾细胞癌为主）。该诊断的特异性很高，可达 90%～95%。胰腺导管腺癌（图 3-2-3）最为常见，分化好的导管腺癌也呈蜂窝状排列，有时与正常的导管上皮鉴别困难。

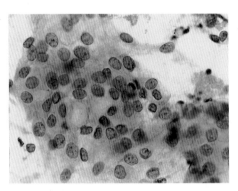

图 3-2-3 找到恶性肿瘤细胞（导管腺癌）

最后小结一下，超声引导下经皮胰腺细针穿刺是术前诊断胰腺占位性病变非常安全和有效的方法，细胞学涂片简单易行，穿刺组织可以做进一步检查，如免疫组化诊断和基因检测，有利于患者的准确诊断和进一步治疗。病理诊断术语的统一规范有助于诊断的准确性和可重复性，便于与临床沟通及不同医疗机构的比较和质控。

（陈 杰 常晓燕）

第四章

术中超声在胰腺病变中的应用

术中超声（intraoperative ultrasound，IOUS）已广泛应用于外科肝、胆、胰腺等腹部手术的各个领域。伴随着技术创新和应用的增加，IOUS 的价值被更多的外科医师所认可。IOUS 探头频率高，具有极高的空间分辨率，不仅能敏感发现其他影像学术前检查未能发现的原发或继发病灶，同时还能准确判定肿瘤的大小及其与周围脉管、组织器官的毗邻关系等。IOUS 已经成为外科术中最基本的检查，可以引导及监测手术的整个过程，还可术中引导介入性诊断和治疗的操作。胰腺 IOUS 的应用最早于 1980 年由 Sigel 报道。现广泛应用于胰腺肿瘤的术中定位、诊断与分期评估，并可引导介入治疗。对于术前诊断困难的病变可在 IOUS 引导下进行穿刺活检，获得细胞学或组织学诊断。

一、术中超声探头

IOUS 通常采用 5～10MHz 频率的探头，探头的形状有两种基本类型，即扁平形及立柱形。扁平形探头可以是线阵形或凸阵式，被设计成"T"形或"L"形。扁平形探头一般有较大的扫查范围（3～6cm）并且可以提供一个较宽的近场图像，适于检查胰腺。立柱形探头比较适合扫描较小的组织和器官。扁平侧面显像的探头最适合肝脏扫查（图 4-1）。

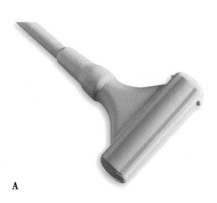

A

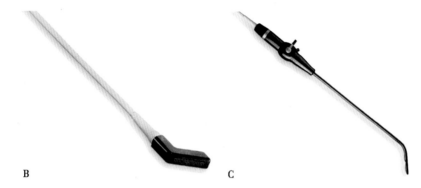

图 4-1 术中超声探头

A：日立 T 型线阵术中探头（EUP-O53T，10-5MHz）；B：日立 L 型术中探头（EUP-O54J，13-7MHz）；C：日立凸阵腹腔镜探头（EUP-OL334，10-5MHz）

二、术前准备

术前根据手术切口及病变情况，预设置适合的仪器条件，可以显著缩短检查时间，减轻术者的压力，为手术创造更多机会。如果要使用腹腔镜器械，其监视器应直接放置在超声显示器的旁边或上方，超声显示器应处于操作者眼睛同一水平，以减少操作者的颈部和眼睛的压力。

IOUS 探头的灭菌是通过冷气灭菌法或用一次性无菌塑料保护膜完成。通常探头与脏器之间使用消毒耦合剂。

三、扫查方法

IOUS 扫查胰腺有两种途径：间接扫查和直接扫查。间接扫查需要通过肝脏、胃等胰腺周围组织间接扫查，优点是快捷、方便，适用于腹部脂肪组织较少的患者。有时因探头频率太低或胰腺组织较薄，也需要通过水囊来扫查胰腺。直接扫查则需要解剖组织进入小网膜，暴露胰腺后，将探头直接接触胰腺表面扫查。

扫查应遵循以下步骤：发现胰腺病变的数量、位置、大小、回声、边界、内部血流，探查其与胰腺主导管的关系、探查其与邻近动静脉的关系，比较术中超声与 CT/MRI 的表现是否一致，评价可切除性，确定有无肝脏转移。扫查应从胰腺头至胰腺尾做连续的纵切面扫查，并辅以横切面扫查，同时检查应包含其周围结构，如：腹腔动脉及其分支、肠系膜上动静脉、脾静脉和门静脉等。

注意事项：①探查视野暴露要充分；②按一定顺序系统地连续扫查可有效防止遗漏病变；③除沿胰腺主导管扫查外，探头还需要上下移动探查胰腺其他部位和相邻脏器情况，并了解胰腺周围的血管状况。

四、正常声像图

正常胰腺实质回声稍高于肝脏，表现为均质中等回声，胰管壁表现为边界清晰高回声和内腔无回声。胰腺的回声因脂肪浸润指数增加而有所不同，多表现为弥漫稍高回声增强，由于胰腺胚胎发育不同，胰头和钩突部与胰体回声可能有少许差异。

五、适应证

(一) 胰腺癌

胰腺癌肿块边界的定位、管道的侵犯和转移淋巴结的确定是术中超声的主要目的。在 IOUS 表现为肿瘤形态不规则，边界不清，呈蟹足样浸润，内部不均匀低回声，后方回声衰减，瘤体较大时，内部可有液化坏死。管道的侵犯可表现为管腔挤压变窄或管壁高回声消失，侵犯血管、胆管和胰管引起梗阻闭塞（图 4-2）。IOUS 可以准确评价肿瘤的浸润范围和可切除性，并可准确评估肝内转移灶，同时能显示肿瘤与血管尤其是肠系膜上静脉 - 门静脉的关系，并提供静脉是否受侵的可靠征象。此外，IOUS 可清晰显示胰头部肿物对胆总管下段的压迫及浸润，还可发现周围未触及的局部淋巴结和其他远处的淋巴结。

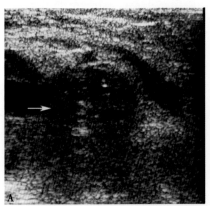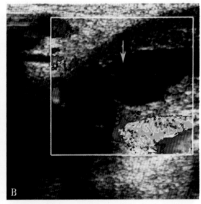

图 4-2　胰头中低分化腺癌
胰头区实性占位（黄色箭头所示），可见占位后方扩张的主胰管（绿色箭头所示）

对可疑转移淋巴结者，可以选择性进行术中活检以确定肿瘤的分期和可切除性。对于无法切除的胰腺癌，可以在 IOUS 引导下进行射频消融治疗、放射性粒子植入或纳米刀消融治疗（图 4-3）。IOUS 还可引导腹腔神经节阻滞，减轻晚期胰腺癌患者疼痛。

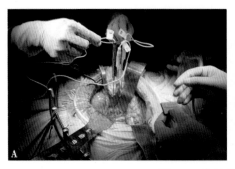
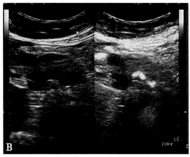

图4-3　胰腺术中超声

A：胰腺癌术中超声引导下纳米刀电极插入肿瘤内消融治疗；B：纳米刀消融电极插入胰腺癌肿块内的术中超声图像

（二）胰岛素瘤

　　胰岛素瘤术中超声最主要的目的是确定肿瘤的数量和位置，监测切除的完整性。胰岛素瘤可以多发或单发，体积较小，一般难以通过手触诊定位肿瘤，对小于1cm的肿瘤术前影像检查也有漏诊可能，术中常需要多次检查排除遗漏的可能。胰岛素瘤术中大多呈圆形，均质的低回声或等回声，边界清晰。IOUS可以显示小至3～4mm的胰岛素瘤。此外，如进行肿瘤剔除术，IOUS可准确提供肿瘤与血管和胰管的解剖关系，利于保护血管、胰管和胆管等（图4-4）。研究表明，IOUS检出胰岛素瘤的敏感性为91%，明显高于CT、MRI、血管造影。

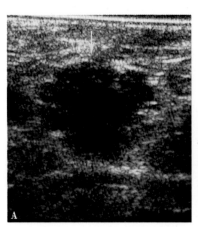
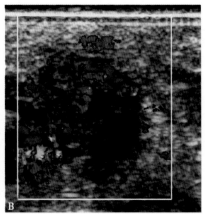

图4-4　胰岛素瘤

胰体区实性占位（黄色箭头所示），可见病灶内部血流丰富

（三）胰腺炎

　　胰腺炎可以并发假性囊肿、胰管扩张、脓肿、胆管狭窄以及脾静脉、门静脉血栓，例如IOUS可以显示假性囊肿的位置，与扩张的胰管进行鉴别。IOUS可

对这些并发症提供准确诊断并定位,有助于减少腺体切除范围及缩短手术时间。对于胰腺炎的手术治疗,无论是切除还是引流,IOUS 的应用可使 15%~20% 的手术方案发生调整。

综上所述,IOUS 在胰腺手术中起着重要的作用,高分辨率和高质量的声像图可提供准确详细的解剖和病理信息,IOUS 引导下的手术操作更加安全、迅速,有助于明确肿瘤的范围,缩短手术时间,减少手术并发症。IOUS 引导下的介入治疗更为不能切除的肿瘤提供新的治疗途径。

(仲光熙　谢晓燕)

第五章

内镜超声在胰腺疾病诊治中的应用

内镜超声（endoscopic ultrasonography，EUS）是将微型超声探头安置于内镜的前端，在内镜观察消化道异常改变的同时，也可以在距离病灶最近的位置对病灶进行超声扫描，并采用较高频率的探头，从而能够清晰地显示消化道管壁及周围组织脏器的良恶性病变。EUS 自 20 世纪 80 年代问世以来，在临床上逐渐得到广泛应用。通过将超声内镜插入至胃和十二指肠，由于直接透过胃、十二指肠壁避免了腹壁脂肪和肠道气体的干扰，EUS 可以清楚地显示胰腺实质和胰管系统，在胰腺疾病诊断中占据重要的地位。EUS 引导下的细针穿刺抽吸活检（EUS-guided fine needle aspiration，EUS-FNA）能够对病灶实施穿刺活检，提供细胞学和组织学病理诊断依据，提高了诊断的特异性。近年来随着内镜技术的迅猛发展，EUS 已从单一的诊断范围扩展到 EUS 引导下介入治疗范畴。此外，管腔内超声（intraductal ultrasonography，IDUS）检查是在逆行性胰胆管造影（ERCP）操作过程中，经内镜活检钳道将高频超声微探头置入胰、胆管腔内进行实时超声扫描的一种技术，其为胰胆疾病的准确诊断提供了另一种新的途径。

第一节 操 作 规 范

一、超声内镜检查

内镜超声检查时患者的体位和术前准备与普通上消化道内镜检查基本相同。由于超声内镜前端硬性部相对较长、直径相对较粗，插镜检查时应非常轻柔，在十二指肠降部操作时更是要特别小心谨慎。超声内镜根据探头扫描方式的不同分为环形扫描内镜和扇形（线阵）扫描内镜，前者主要用于诊断，后者主要用于介入诊断和治疗，但两者的操作规范基本相同。

针对胰腺的内镜超声检查，通常有三个最基本的扫描位置，即胃、十二指肠球部及十二指肠降部。表 5-1-1 是每个扫描位置相对应的胰腺扫描区域，其周围包括的内脏器官和血管可作为定位性标志。推荐的胰腺超声内镜扫描顺序为：胃内扫描→十二指肠降部扫描→十二指肠球部扫描，即所谓的"站点式扫描"。站点式扫描的一个重要原则是在检查过程中如果失去或不能观察到典型的图像，既可以返回到该站点的起始位置重复标准的操作，也可以继续检查其他的站点，之后再返回到该困难站点重复检查。总之，特殊或困难的站点应多次重复检查，直到超声内镜处于合适的位置并扫描到优质的图像。

表 5-1-1　胰腺内镜超声检查时超声内镜的基本位置及相对应的扫描区域

扫描位置	胰腺扫描区域	周围脏器和血管标志
胃	胰腺体部和尾部	脾动脉和脾静脉
		左肾、脾脏
		肠系膜上动脉
		腹主动脉 / 腹腔干
十二指肠球部	胰腺头部和体部 胆总管和胆囊	门静脉 / 肠系膜上静脉 / 脾静脉
十二指肠降部	胰腺钩突部和头部 十二指肠乳头和胆囊	腹主动脉，下腔静脉 肠系膜上动 / 静脉 门静脉

二、超声内镜引导下穿刺术

内镜超声引导下细针吸取细胞学检查（endoscopic ultrasonography guided fine needle aspiration，EUS-FNA），不同于体表超声引导下和 CT 引导下穿刺，因缩短了超声探头与病灶的距离，EUS-FNA 不仅可以穿刺体表超声不能显示的病灶，而且穿刺针穿过的正常组织和器官少，大大减少了损伤，所以 EUS-FNA 造成的并发症很少。同时，进行 EUS-FNA，当穿刺针进入病变后，可以通过改变方向对病变各方向、各部位进行穿刺，比体表穿刺一次进针只能是一个方向更能反映病变的全貌。

术前准备：化验血常规、肝功能、出凝血时间、血型等；签署知情同意书；停用阿司匹林、氯吡格雷等抗血小板药物一周以上，停用抗凝剂，无法停药时可以用肝素替代；对于胰腺囊性病变的穿刺，术前常规预防性使用抗生素。术前禁食禁水超过 6 小时；口含局部麻醉药物，也可以给予地西泮 5～10mg 或应用丙泊酚进行镇静。

使用器械：①超声内镜：使用的超声内镜必须是超声扫描的方向与镜身平行。有两种用于穿刺的超声内镜，包括电子线阵式超声内镜和改良的扇形超声内镜，后者是通过旋转超声镜面使得超声扫描的方向与镜身平行，因为不具备多普勒功能，无法显示血流，因此对区分血管与否较为困难；②穿刺针：用于内镜超声引导下穿刺用的穿刺针包括普通穿刺针和切割式针，前者包括 19G、22G、25G 等。

操作方法：超声内镜进镜到达目的位置后进行超声检查，充分显示病变大小、形态、边界，了解病变的供血情况以及病变周围血管；在进行穿刺前尽可能使镜身处于拉直状态；选择穿刺点要求避开血管，穿刺路径尽可能短，穿刺方向与镜身尽可能避免出现切线位。置入穿刺针，调整穿刺针长度到使用抬举钳抬举时视野刚好可以看见穿刺针的头端。进针时由助手固定内镜，持续负压吸引，测量穿刺针需进入的长度，调整进针长度，进针到达目标位置，取出针芯，使用负压吸引，为了获得满意的标本通常需要反复穿插十数次到二十几次，并通过抬举钳或旋转镜身用各种不同角度对病变进行穿刺。获得标本可以通过涂片或液基细胞学的方法进行固定，如果有组织条可放入福尔马林瓶中固定，进行病理学检查。

并发症：内镜超声引导下穿刺针吸细胞学检查，可能出现的并发症包括穿孔、出血，胰腺穿刺时可能出现胰腺炎等，并发症发生率很低。个别有穿孔发生，一般发生于有消化道狭窄的患者。

第二节　内镜超声在胰腺炎性疾病诊断中的应用

一、急性胰腺炎

目前急性胰腺炎诊断的主要方法是血淀粉酶和胰腺 CT 扫查，EUS 并不是首选的诊断方法。一般而言，除了钙化外，所有用于慢性胰腺炎诊断的 EUS 标准也可见于急性胰腺炎，这是为什么通常建议在急性胰腺炎发作至少 4～6 周后再查找慢性胰腺炎的诊断依据。急性胰腺炎最常见的 EUS 图像特征为：轻者表现为胰腺肿胀，实质回声不均；重者出现胰周液体积聚，表现为胰周无回声液性暗区。急性胰腺炎预后的重要预测因素是鉴别积液性质和评估腺体坏死的比例，通常行 CT 检查进行评估，因此目前基本上没有 EUS 对急性胰腺炎检查和分期作用的相关文献数据。

由于 EUS 提供了一个很好的肝外胆道系统的可视化超声图像，因此 EUS 对于急性胰腺炎的诊断价值在于：急性胰腺炎的病因无法明确，如怀疑胆系泥沙样结石或微小结石，而其他影像学检查无阳性发现，这时需要 EUS 明确病因（图 5-2-1）。研究表明，EUS 能发现被其他影像学检查遗漏的胆泥沉积或微小结石。相比 ERCP，EUS 发现微小胆总管结石的准确性更高，且为无创性检查。相比磁共振胰胆管显影（MRCP）和 EUS，两者在诊断胆总管结石方面都显示出较高的诊断率。虽然不存在显著的统计学差异，但 EUS 趋向于比 MRCP 具有更高的敏感性和特异性（EUS 分别为 93% 和 88%～96%，MRCP 分别为 83%～85% 和 89%～93%），这一点在微小结石引起的急性胆源性胰腺炎上尤为明显。

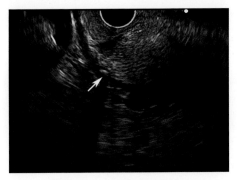

图 5-2-1　胆总管微小结石
胆总管内见小的强回声伴声影（箭头所示）

二、慢性胰腺炎

慢性胰腺炎是由于各种不同因素造成以胰腺组织炎性浸润、纤维化、萎缩及钙化为特点的进行性和不可逆性炎症过程，最终导致胰腺内、外分泌功能永久性丧失。因为通过非手术方式获得胰腺组织活检标本相对困难，且尚缺乏统一的组织学诊断标准，因此慢性胰腺炎的诊断主要基于风险因素、临床表现、胰腺内、外分泌功能检查以及各种影像学方法。

（一）传统 9 项 EUS 标准

EUS 对慢性胰腺炎的诊断主要是基于胰腺实质和胰管的形态学改变，据此国际工作组依据最小化标准命名法原则制定了诊断慢性胰腺炎的 9 项 EUS 标准（表 5-2-1）。

表 5-2-1　慢性胰腺炎的 9 项 EUS 标准及相应组织学改变

EUS 标准	相应组织学改变
胰腺实质异常	
强回声灶	灶性纤维化
强回声条带	桥接纤维化
小叶化	小叶间纤维化
囊肿	囊肿 / 假性囊肿
胰管异常	
主胰管扩张	胰头 >3mm、胰体 >2mm、胰尾 >1mm
胰管不规则	胰管局部扩张 / 狭窄
管壁回声增强	胰管周围纤维化
侧支胰管显现	侧支胰管扩张
结石	钙化结石

EUS下这些标准显现得越多,诊断慢性胰腺炎的可能性就越大。采用受试者工作特征曲线(ROC)分析显示,选取≥3项EUS标准的阈值可能提供最优化的诊断敏感度(80%～88%)和特异度(86%～100%)。总之,EUS诊断慢性胰腺炎的敏感度和特异度取决于这些标准选取数目的阈值,阈值高(如≥5项EUS标准)则诊断的特异度高而敏感度降低,阈值低(如≥3项EUS标准)则提高了敏感度却以牺牲特异度为代价。

在上述9项EUS标准的应用过程中人们发现,并非每一项标准的重要性都一致。有报道,胰管结石或胰腺实质钙化、胰管狭窄、胰管扩张或出现3项以上异常改变是在任何年龄组诊断慢性胰腺炎最为特异的EUS特征(图5-2-2和图5-2-3)。

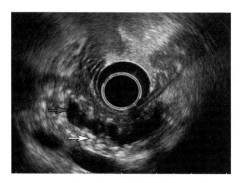

图 5-2-2 慢性胰腺炎
胰腺实质多发钙化(白色箭头所示),胰管显著扩张(灰色箭头所示)

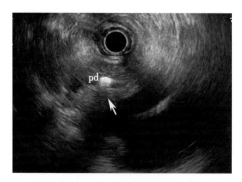

图 5-2-3 慢性胰腺炎
胰管结石(胰管内强回声伴声影,箭头所示)

(二)Rosemont 分类诊断标准

正是由于9项EUS标准的各自权重即对慢性胰腺炎的预示价值并不一致,大多数学者认为需要对这些标准进行优化利用。为此,2007年4月,32位国际知名 EUS 专家在美国 Rosemont 达成共识,提出了一个新的慢性胰腺炎 EUS 分类和诊断的 Rosemont 标准(表 5-2-2 和表 5-2-3)。

表 5-2-2 慢性胰腺炎 EUS 分类的 Rosemont 标准

等级	特征	定义	标准级别	相应组织学改变
胰腺实质				
1	强回声灶伴声影 *	回声结构长度、宽度≥2mm,且伴声影	主要标准 A	胰腺实质钙化
2	小叶化	结构≥5mm,边界清楚,边缘回声增强,内部回声相对较弱		不明
	a 伴蜂窝样结构	连续≥3 个小叶样结构	主要标准 B	
	b 不伴蜂窝样结构	无连续的小叶样结构	次要标准	
3	强回声灶不伴声影 *	回声结构长度、宽度≥2mm,但不伴声影	次要标准	不明
4	囊肿 *	无回声的、圆形/椭圆形结构,伴/不伴分隔	次要标准	假性囊肿
5	条带 #	强回声线条长度≥3mm,至少分布于 2 个不同方向的影像平面	次要标准	不明
胰管				
1	主胰管结石 *	回声结构位于主胰管内,伴声影	重要标准 A	结石
2	主胰管轮廓不规则	不均一或不规则的外形和扩张	次要标准	不明
3	侧支胰管扩张	≥3 个的管状无回声结构,每个宽度均≥1mm,衍生于主胰管	次要标准	侧支胰管扩张
4	主胰管扩张	体部胰管≥3.5mm 或尾部胰管>1.5mm	次要标准	主胰管扩张
5	主胰管管壁回声增强	超过 50% 的体尾部主胰管有清晰明显的回声结构	次要标准	胰管纤维化

* 可位于胰头、胰体、胰尾; # 可位于胰头腹侧、胰体、胰尾;其他特征限于胰体、胰尾

最近有学者在传统的 9 项 EUS 标准和新的 Rosemont 分类标准对慢性胰腺炎诊断差异方面进行了对比研究。结果显示,如果选取≥3 项传统的 EUS 标准作为诊断阈值,慢性胰腺炎诊断的阳性率显著高于 Rosemont 分类标准,无论后者仅采用"符合慢性胰腺炎"单一标准或"符合慢性胰腺炎"+"提示慢性胰腺炎"的联合标准。如果选取≥5 项传统的 EUS 标准作为诊断阈值,与仅采用 Rosemont 分类标准中的"符合慢性胰腺炎"单一标准进行比较,前者诊断的阳性率显著高于后者;但是,如与采用"符合慢性胰腺炎"+"提示慢性胰腺炎"的

表 5-2-3　慢性胰腺炎 EUS 诊断的 Rosemont 标准

---

1. 符合慢性胰腺炎
　　1）1 个主要标准 A +≥3 个次要标准
　　2）1 个主要标准 A + 1 个主要标准 B
　　3）2 个主要标准 A

2. 提示慢性胰腺炎（需要 CT、MRI、ERCP 等影像学检查或胰腺外分泌功能检查进一步确认）
　　1）1 个主要标准 A +<3 个次要标准
　　2）1 个主要标准 B +≥3 个次要标准
　　3）≥5 个任何的次要标准

3. 不能确定慢性胰腺炎（需要 CT、MRI、ERCP 等影像学检查或胰腺外分泌功能检查进一步确认）
　　1）3～4 个次要标准，无主要标准
　　2）仅 1 个主要标准 B 或 +<3 个次要标准

4. 正常胰腺
　　≤2 个次要标准（除外囊肿、主胰管扩张、无声影的强回声灶、侧支胰管扩张），无主要标准

联合标准进行比较，两者之间则无显著差异。据此可以初步认为，Rosemont 分类标准较传统的 9 项标准更为严谨。建议采用选取≥5 项传统的 EUS 特征或 Rosemont 分类中联合"符合慢性胰腺炎"或"提示慢性胰腺炎"作为临床实践中诊断慢性胰腺炎的 EUS 标准。另有研究表明，Rosemont 分类标准对慢性胰腺炎诊断的准确性并不优于传统分类标准。

（三）不同观察者之间的一致性

另一个困扰人们的问题是，不同观察者之间对慢性胰腺炎这些 EUS 标准特征判断的一致性较差。依据传统的 9 项 EUS 标准，不同观察者之间对慢性胰腺炎总体诊断的一致性为中等，Kappa 值为 0.45；对多数的 EUS 各项标准判断的一致性一般或较差（Kappa 值<0.40）。一项多中心的研究比较了分别采用传统的 9 项 EUS 标准和 Rosemont 分类标准不同观察者之间对慢性胰腺炎诊断的一致性。结果表明，采用 Rosemont 分类标准不同观察者之间的一致性（Kappa 值 = 0.65）似乎优于采用 9 项 EUS 标准的一致性（Kappa 值 = 0.54），但两者之间的差异无显著性。其他研究结果也提示，Rosemont 分类标准尽管对每一项 EUS 特征改变进行了严格的定义、权重，以及对慢性胰腺炎的最终诊断做出了分层，但对不同观察者之间诊断一致性的改善作用较传统 9 项标准似乎并不显著。

（四）炎性假瘤（局灶性慢性胰腺炎）与胰腺癌的鉴别诊断

由于 EUS 下均可表现为胰头低回声实性占位性病变，炎性假瘤有时会被误诊为胰腺癌，但其各自仍具有一定的鉴别特点：如胰腺存在钙化、囊性改变及占位病变周围胰腺弥漫性回声异常多倾向于炎性假瘤可能，而占位病变>2cm、胰周淋巴结肿大、胰周血管或胆管受侵犯、肝脏转移、病变边界不清及内部回声不

均则更多提示胰腺癌可能。另有少部分病人可能同时具有胰腺癌和慢性胰腺炎的 EUS 特点，则不除外在慢性胰腺炎背景基础上癌变的可能性。

对比增强 EUS（contrast-enhanced EUS，CE-EUS）对鉴别炎性假瘤和恶性病变较传统 EUS 具有更高的敏感度（>90%），采用时间 - 强度曲线的定量分析方法更能进一步提高特异度（约 90%）。相对炎性假瘤富含血管、等增强的特点，胰腺癌多数表现为缺乏血管、低增强，且对比剂消退得更快。具体在炎性假瘤主要表现为：在对比剂注射前不能观察到血管分布，而在对比剂注射后可以观察到相互至少间隔 20mm、规则分布呈网状、粗细均一的富血管系统，其中既有动脉也有静脉；而胰腺癌的典型表现为：在对比剂注射前同样不能观察到血管分布，而在对比剂注射后可以观察到相互间隔距离短、且分布不规则的乏血管系统，以动脉血管为主，基本观察不到静脉血管。

EUS 引导下的定性弹性成像技术能很好地鉴别炎性假瘤和胰腺癌，其敏感度、特异度、阳性预测值、阴性预测值及总体准确度分别为 100%、85.5%、90.7%、100% 及 94.0%。有研究表明，采用张力比值（strain ratio）方法的定量弹性成像的敏感度和特异度分别为 100% 和 92.9%。采用色度直方图平均值（mean hue histogram value）方法的定量弹性成像的敏感度、特异度及总体准确度分为 91.4%～93.4%、66.0%～87.9% 及 85.4%～89.7%。

EUS-FNA 在胰腺癌与炎性假瘤鉴别诊断中的价值已得到充分的评估，其对胰腺恶性病变诊断的敏感度和准确度分别为 75%～92% 和 79%～92%。但需要指出的是，相比周围胰腺组织正常的胰腺癌，EUS-FNA 对慢性胰腺炎背景基础上出现的胰腺癌的敏感度有所下降（54%～74%）。

三、自身免疫性胰腺炎

自身免疫性胰腺炎（autoimmune pancreatitis，AIP）是由自身免疫介导、以胰腺肿大（弥漫性或局灶性）和胰管不规则狭窄为特征的一种特殊类型的慢性胰腺炎。研究进一步发现 AIP 患者的胰腺、肝胆系统、涎腺、淋巴结等器官和组织均有 IgG4 阳性浆细胞浸润，从而指出 AIP 是一种系统性疾病即 IgG4 相关性疾病（IgG4-related disease，IgG4-RD）的胰腺损害。目前认为，IgG4-RD 的疾病谱包括 IgG4 相关的 AIP、硬化性胆管炎、硬化性涎腺炎、自身免疫性肝炎以及腹膜后纤维化等，其中胰腺和胆管是最容易受累的器官。

（一）胰腺实质 EUS 特征

由于炎性细胞的浸润，AIP 胰腺呈现弥漫性肿大，腺体回声明显减低，可伴有类似早期或轻度慢性胰腺炎的强回声条带和强回声灶，然而慢性胰腺炎典型的钙化改变却相对少见（图 5-2-4）。此外，在弥漫性肿大的胰腺周围可观察到低回声的包鞘状外缘，有学者形象地比喻为"腊肠样"外观（图 5-2-5）。有研究显示,其对于诊断 AIP 具有高度的特异性(100%),但相对敏感性不足(26.7%)。另外,AIP 在 EUS 下也可表现为局灶性肿大的低回声病变,多数位于胰头,易与胰腺癌相混淆。在晚期 AIP,也可以出现类似慢性胰腺炎的囊肿、钙化或结石。

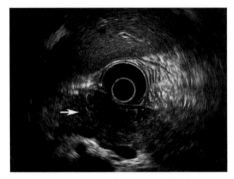

图 5-2-4　自身免疫性胰腺炎
胰腺弥漫性肿大,实质回声明显减低(箭头所示)

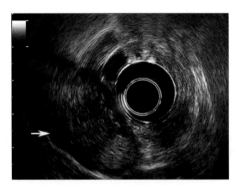

图 5-2-5　自身免疫性胰腺炎
胰腺弥漫性肿大伴低回声包鞘呈"腊肠样"外观
(箭头所示)

(二)胰管 EUS 特征

AIP 由于胰管的炎症或肿大胰腺的外压作用,EUS 下胰管的典型表现为胰管弥漫性或节段性不规则狭窄,胰管管壁增厚伴回声异常。这里需要指出的是,AIP 的胰管狭窄通常是直径变细且累及范围较长,而不同于胰腺癌的胰管截断性狭窄、梗阻,因此在弥漫性 AIP 很少见到胰管扩张。但是在局灶性 AIP,狭窄胰管的上游有可能出现扩张。

最新的研究显示,EUS 下观察到主胰管不规则狭窄(主胰管呈现塌陷和正常交替的节段性改变),并伴有主胰管壁增厚,则高度提示 AIP,其诊断 AIP 的敏感度、特异度、阳性预测值、阴性预测值及总体准确性分别为93%、99.3%、96.3%、98.6%以及98.3%。

（三）胆总管 EUS 特征

胆总管是 AIP 最常见的胰外受累组织器官。AIP 由于同时合并硬化性胆管炎或肿大胰腺的外压作用，EUS 下胆总管的典型表现为胆总管胰内段狭窄伴上游胆管扩张，胆总管管壁呈显著的、规则的均匀性增厚。增厚的胆总管管壁的外层和内层分别为高回声，中间为低回声，呈现典型的"三明治"样改变（图5-2-6）。文献报道，AIP 胆总管管壁增厚的发生率显著高于胰腺癌（53% vs 6%），以此可以作为两者鉴别的要点。

IDUS 对胆总管良、恶性狭窄的鉴别非常具有价值。AIP 的胆总管狭窄在 IDUS 下呈良性狭窄特点，管壁表现为对称而均匀的环腔增厚，管壁内外表面光滑且各层连续、完整无破坏，典型者可呈现"三明治"征。如果在没有狭窄的胆总管也能观察到广泛增厚的胆管壁（>0.8mm），这更有助于 IgG4 相关的硬化性胆管炎的诊断。

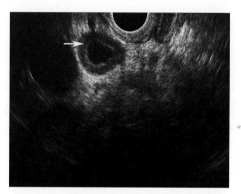

图5-2-6　自身免疫性胰腺炎伴胆管壁增厚
胆管壁显著均匀性增厚，呈"三明治"征（箭头所示）

（四）AIP 的 EUS 诊断标准

目前，尚无统一的 AIP 的 EUS 诊断标准。有研究采用传统的慢性胰腺炎9项 EUS 标准对25例 AIP 患者进行评价分析。结果表明，传统9项标准诊断 AIP 的敏感度不高，56%（14/25）的患者满足<3项 EUS 标准，8例患者满足3项标准，3例患者满足4项标准，没有患者满足>4项标准，全部患者平均满足2.28项标准。如果按照 EUS 下显现1~2项标准为正常胰腺，显现3~4项标准为轻度慢性胰腺炎的条件，那么该研究所有的 AIP 患者可能被归类为正常或轻度慢性胰腺炎。为此，研究者认为传统的慢性胰腺炎9项 EUS 标准并不适用于 AIP。

此外，该研究同时将25例 AIP 与30例胰腺癌的 EUS 表现进行对比分析后发现，弥漫性低回声改变、弥漫性肿大、胆总管管壁增厚及胰腺外周低回声的包鞘状边缘在 AIP 的检出率显著高于胰腺癌，提示其最具特征性。研究者据此提出一个新的鉴别 AIP 和胰腺癌的评分系统：如出现与 AIP 更为相关的弥漫性低回声改变、弥漫性肿大、胆总管管壁增厚及胰腺外周低回声边缘，则各加 1 分；如出现与胰腺癌更为相关的局灶性低回声病变和局灶性肿大则各减 1 分。结果显示，AIP 的评分显著高于胰腺癌，如果选取评分≥0 分作为诊断 AIP 的标准，该评分系统的敏感度为 76%，特异度为 96%。但是对于局灶性 AIP，该评分系统的敏感度只有 45%，特异度为 96%。

（五）EUS-FNA

尽管针对 AIP 的细胞病理学诊断尚无统一标准，但有学者提出对 EUS-FNA 获取标本进行涂片镜检，如在间质碎片中观察到大量的炎性细胞浸润（淋巴细胞、浆细胞及中性粒细胞），而上皮细胞稀少且无异型性，则高度提示 AIP 可能。另有研究显示，EUS-FNA 组织标本中是否存在腺泡细胞有助于 AIP 的分期。在早期 AIP 纤维化主要分布于小叶间和小叶内，尚可见到保留的腺泡细胞或腺泡萎缩；而在晚期 AIP 腺泡细胞消失并被大量的纤维化替代。此外，对活检标本进行相关免疫组化染色，如能发现 IgG4 阳性的浆细胞则可进一步提高诊断的准确性。

（六）EUS 新技术

有关 EUS 下采用弹性成像技术鉴别 AIP 和胰腺癌的研究为数尚少，一个小样本的研究表明，与胰腺癌和正常胰腺的"硬度模式"（stiffness pattern）均显著不同，局灶性 AIP 表现为病灶区域和周围胰腺实质的硬度模式都各自呈现均匀一致的特征性改变。

CE-EUS 能够准确地鉴别 AIP 和胰腺癌。对比剂注射后，82%～90% 的 AIP 表现为特征性的网状或树状富血管增强模式，而 100% 的胰腺癌表现为乏血管增强模式。另有报道，通过对比剂增强的谐波 EUS 对灌注进行定量分析，利用时间-强度曲线可以准确地鉴别 AIP 和胰腺癌。

第三节　内镜超声在胰腺实性占位诊断中的应用

一、胰腺癌

（一）胰腺癌的诊断

胰腺癌的诊断主要通过影像学检查发现胰腺占位，病变常常侵犯胰管或胆总管，导致管腔狭窄或闭塞。EUS 是发现胰腺良恶性病变最敏感的成像方法，敏感性明显优于传统腹部 US、CT 和 MRI。一般认为，EUS 尤其适用于诊断其他影像学检查手段难以发现的小肿瘤,甚至可以发现＜5mm 的微小占位(图 5-3-1)。对于≤20mm 的肿瘤,EUS 的敏感性为 90%～100%,而 CT 为 40%～67%,MRI 为 33%。随着技术的进步,薄层扫描或强化的多排螺旋 CT 或 3.0T MRI 能够发现小的胰腺占位,但对于其未能发现肿物的梗阻性黄疸患者,推荐行 EUS 检查,以发现肿物或排除非肿瘤性疾病。

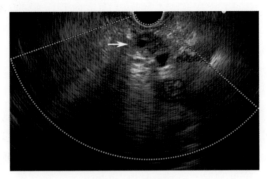

图 5-3-1 胰腺癌
直径约 1.0cm 的微小胰腺癌(箭头所示)

对胰腺占位的穿刺活检可以通过经皮和经 EUS 两种方式进行,前者在 B 超或 CT 引导下完成,而后者 EUS-FNA 主要针对以下病变:CT 或 MRI 无法显示的微小病变;周围有血管包绕的病灶以获得安全的穿刺路径;腹膜后、腹腔干、肠系膜上血管区域的转移淋巴结;肝脏左叶的可疑转移灶;通过腹水取样确定肿瘤扩散。近年来发表的 Meta 分析显示,EUS-FNA 诊断胰腺恶性肿瘤的敏感性为 85%～89%,特异性为 98%～99%。尽管敏感性较高,但 EUS-FNA 对胰腺肿瘤诊断的阴性预测值仅为 55%。因此,即使活检结果为阴性也不能完全排除恶性肿瘤的可能。

关于胰腺癌患者的 EUS-FNA 指征仍存在一定争议。通常认为组织学诊断有助于为已有远处转移、不适宜手术的患者制订放化疗方案。由于理论上有腹腔播散和针道转移的风险,且存在一定的假阴性率,故对于能够切除的胰腺癌患者,EUS-FNA 的作用尚不确定。目前 EUS-FNA 的指征包括:排除累及胰腺且类似于腺癌的其他类型的恶性肿瘤(例如:淋巴瘤、小细胞癌、转移癌、神经内分泌肿瘤),以及非恶性疾病(例如:自身免疫性胰腺炎或慢性胰腺炎);协助制订手术方案(例如对于神经内分泌肿瘤的患者,可能进行范围更小的切除);希望术前明确肿瘤诊断的患者。

(二)胰腺癌的分期
肿瘤分期的目的旨在识别出可能从手术中获益的患者,同时避免对局部晚期或转移性疾病患者进行手术。目前多种影像学检查方法可用于对胰腺癌进行分期，包括 EUS。已有研究对 EUS 与多排螺旋 CT（MDR-CT）和 MRI 在胰腺癌分期中的效果进行了比较。然而，由于各研究的纳入标准和参考标准不同，其数据难以直接比较。一般来说，对于较小的肿瘤，EUS 对 T 分期的准确性高于 CT；而对于较大的肿瘤，CT 比 EUS 更准确。对于 N 分期，EUS 的准确性似乎与 MDR-CT 相同。最近的研究显示，在 T、N 分期上，EUS 和 MRI 无显著差异。此外，在不同研究中，EUS 在 TNM 分期及确定血管侵犯的准确性方面差异较大。考虑到这种差异性，EUS 通常作为一种补充性的影像学检查，用于在 CT 或 MRI 检查中呈可切除性、非转移性病灶的进一步评估。总体而言，在肿瘤分期方面，EUS 较其他影像学检查的优势并不明显，其优势主要是能够发现其他检查不能发现的小病变和通过 EUS-FNA 获取活检标本。

如果存在如下任何一种情况，可能存在血管侵犯：肿瘤区存在胰周静脉侧支循环，肿瘤使门脉区主要血管汇合处失去正常的解剖学位置；肿瘤位于血管腔内；血管的轮廓异常或血管壁不规则，且丧失血管 - 实质的超声界面。转移性淋巴结的 EUS 图像特征包括：直径 >1cm，低回声，边界清楚，类圆形。

二、胰腺神经内分泌肿瘤

胰腺神经内分泌肿瘤（pancreatic neuroendocrine tumor，PNET）是一类少见的胰腺肿瘤，具有共同的生化及病理特点，所分泌的激素常以一种为主，并产生相应的临床症状。根据 WHO 内分泌器官肿瘤分类标准，可分为高分化内分泌肿瘤、高分化内分泌癌、低分化内分泌癌等；根据激素分泌功能，可分为功能性和无功能性。功能性 PNET 包括胰岛素瘤、胃泌素瘤、血管活性肠肽瘤、胰高血糖素瘤等，其中以胰岛素瘤最为多见，约占 70%。相对胰腺癌多数 PNET 生长缓慢，患者在确诊时可以手术治疗且预后较好，而全面、准确的定位诊断则是手术成败的关键。

（一）PNET 的定位诊断

对于 PNET 术前诊断，以往常用的"金标准"方法是经皮经肝门静脉取血（PTPC）或选择性血管造影合并经动脉钙剂刺激肝静脉取血（ASVS）等有创性检查，但是这些方法技术要求高，禁忌证和并发症较多，且是相对的半定位检查，故在临床上很难推广应用。目前，体表超声、CT、MRI、生长抑素受体核素显像及 EUS 等多种影像学方法均被临床广泛用于 PNET 的术前定位。影像学的定位诊断水平与肿瘤的大小密切相关。由于功能性 PNET 的直径多 <2cm，且组织密度与正常胰腺相差不大，因此传统的体表超声、CT 及 MRI 等手段对病变的检出不够敏感，仍有 30% 的 PNET 术前无法准确定位。近年来国内外的研究表明，EUS 仍是术前定位诊断 PNET 最准确的方法。一系列对比研究表明，EUS 对 PNET 诊断的敏感性达 77%～95%，高于传统的影像学技术，尤其是

对直径<2cm的小病灶，但是对胰腺外肿瘤的敏感性相对较低，仅为50%左右。一项Meta分析显示，EUS诊断PNET的敏感性和特异性分别为87%和98%。

（二）PNET的EUS图像特征

一般来说，PNET的EUS图像多表现为回声均匀、边界清晰、相对胰腺正常实质回声偏低的圆形或类圆形病变，尤其是良性肿瘤。肿瘤内部回声的强弱和形态主要与肿瘤细胞和间质的比例及其排列形态相关，多数呈均匀低回声，回声不均匀者也可见，可能与肿瘤的大小和良恶性有关。在伴有出血和微小钙化的病例，病变内部可见不规则或点状的强回声；在伴有液化、坏死和囊性变的病例，肿瘤内部可出现不规则的无回声或囊泡样回声。

典型的胰岛素瘤EUS图像为边界清楚的偏低回声类圆形病变，有的可见轮廓清晰的被膜，相当于被膜的部分呈现高回声的晕环样特征（图5-3-2）。

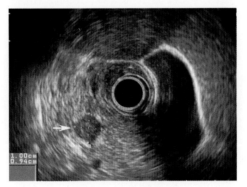

图5-3-2 胰岛素瘤
直径约1.0cm的低回声类圆形占位，边界清楚
（箭头所示）

非胰岛素瘤PNET的EUS图像大部分表现为低回声的特征，但也有部分呈现中等回声或中等偏强回声。病变漏诊的因素除了与病变过小或病变回声与正常实质回声区分不明显有关外，还有对胰腺内外多发病变的认识不足，故需要操作者及诊断医师有较好的临床经验。虽然非胰岛素瘤PNET发病率较低，但与胰岛素瘤相比其恶性肿瘤所占比例高达50%以上。有学者指出直径<2cm的肿瘤也可出现血管侵犯和淋巴结转移，故不能简单地以肿瘤大小来判断良恶性。EUS下可根据影像特征对PNET的良恶性作出一定的判断，如病变内部存在不均匀回声区域或无回声/囊性回声则高度提示恶性可能，因为恶性PNET相对容易出现坏死、出血和囊性变。胰管狭窄梗阻可见于部分恶性病变局部浸润胰管，但离胰管较近生长的良性肿瘤也可以压迫胰管导致阻塞现象，且胰管管壁往往光滑规则。

由于缺乏特异性症状，所以无功能性 PNET 起病隐匿，往往到肿瘤逐渐长大至压迫、阻塞胆胰管，推移或侵犯胃十二指肠等才引起临床注意，就诊时肿瘤往往较大，有报道 72% 的肿瘤直径大于 5cm。无功能性 PNET 的 EUS 图像一般表现为低回声肿块影，边界清楚。如肿瘤较大，可因内部坏死、液化、出血等致肿瘤内部回声不均匀，并可见多个分隔的液性暗区。无功能性 PNET 虽然可能有胰管的移位、压迫或扭曲，但胰管形态多正常。

（三）对比增强 EUS（CE-EUS）

由于 PNET 血供较胰腺癌丰富，CE-EUS 下占位病变内部可见较大的、团块状、明显增强的彩色多普勒信号，增强形式常呈快进快退型。正是基于各种不同的增强特征，CE-EUS 可以有效地鉴别 PNET、炎性假瘤与胰腺癌。相对于造影剂均匀增强的良性 PNET，恶性 PNET 则表现为肿瘤内部造影剂充盈缺损的特征，其病理基础仍是因病变内部出现出血、坏死或囊性变而不能被造影剂充填，但在 CE-EUS 下显示较普通 EUS 更为明显。

（四）EUS-FNA

EUS-FNA 对 PNET 诊断的敏感性为 70%～90%，除了常规的细胞病理学分析，联合免疫组织化学（神经元特异性烯醇酶、突触小泡蛋白及嗜铬粒蛋白）有利于提高诊断的特异性，EUS 联合 EUS-FNA 能够进一步提高诊断的准确性。研究表明，对于功能性和无功能性 PNET，EUS-FNA 的诊断敏感性无显著差异；但相对良性 PNET，EUS-FNA 对恶性 PNET 的敏感性要更高，推测可能与恶性病变的体积相对较大有关。此外，经影像学检查诊断的小肿瘤在术中有时很难定位，术前 EUS 引导下注射印度墨汁可以指导术中 PNET 的定位。

第四节　内镜超声在胰腺囊性疾病诊断中的应用

胰腺囊性疾病可分为肿瘤性和非肿瘤性。非肿瘤性疾病常见的包括胰腺假性囊肿和真性囊肿，肿瘤性疾病常见的包括浆液性囊腺瘤（serous cystadenoma，SCA）、黏液性囊性肿瘤（mucinous cystic neoplasm，MCN）和胰腺导管内乳头状黏液肿瘤（intraductal papillary mucinous neoplasm，IPMN）。

一、胰腺非肿瘤性囊性疾病

（一）假性囊肿

假性囊肿囊壁上无上皮细胞覆盖，是最为常见的胰腺囊性疾病，为急、慢性胰腺炎的并发症之一，重症胰腺炎后假性囊肿的发生率约为 50%。EUS 下假性囊肿表现为无回声的结构，呈圆形或类圆形的液性暗区，后方伴有增强效应，一般为单囊，间隔少见，早期囊壁很薄，成熟时囊壁变厚，有时囊肿内可见絮状沉积物。如果囊腔内有坏死组织或感染的出现,有可能会被误认为囊性肿瘤。假性囊肿往往与主胰管直接相通。如是慢性胰腺炎合并的假性囊肿,尚可见到慢性胰腺炎的 EUS 特征。

(二)真性囊肿

真性囊肿囊壁上被覆单层的立方上皮,临床上较为少见,多见于幼儿,也可见于成人。目前认为其属于胰腺的先天发育异常,和肝囊肿的形成过程类似,是真正的潴液性囊肿。EUS 下表现为圆形薄壁无回声液性占位。通常为单发病变,除非与某些综合征相关联,如范希佩尔 - 林道综合征。

二、胰腺肿瘤性囊性疾病

(一)浆液性囊腺瘤(SCA)

SCA 好发于 50~60 岁女性,大多无症状,无恶变倾向,发生于胰腺的任何部位,多位于胰头和胰体部,不与主胰管相交通。EUS 下 SCA 有 4 种不同类型的成像特征,最常见的呈有薄壁间隔的蜂巢样或密集多房样小的无回声囊性结构,约占 60%(图 5-4-1);超过 35% 的 SCA 表现为单发巨大囊肿(>1cm)和混合型囊肿,使之难以与 MCN 及分支型 IPMN 区分;很少数患者则表现为由多个微囊(1~2mm)构成的实性病变。病变中央可见强回声及声影的钙化灶或星状纤维化结构是 SCA 的特征性表现。

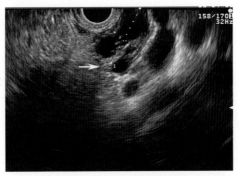

图 5-4-1　浆液性囊腺瘤
多房样小的无回声囊性结构(箭头所示)

(二)黏液性囊性肿瘤(MCN)

MCN 常发生于中青年女性,超过 90% 的病例发生于胰体、尾部,进展相对缓慢,有明显的恶变倾向。典型的 MCN 不与主胰管相通,胰管扩张很少见。但有研究表明,在进行 ERCP 检查的 MCN 患者中有 18% 发现可能与主胰管交通。EUS 下 MCN 多呈单发囊肿,但也可由多个分房的囊肿构成,囊肿的直径相对较大,囊壁厚薄不等,有时囊壁上可见结节突起的乳头样结构,15%的患者囊肿周边可见偏心钙化(图5-4-2)。一般而言,囊壁不规则增厚,囊肿内的实性团块,附壁结节,或出现胰管狭窄、阻塞或移位,均提示恶变可能。有研究发现,>1cm或合并边界不清肿块的附壁结节高度可疑癌变。在预测癌变倾向时,附壁结节与黏蛋白球的EUS图像是最难区别的特征之一,通常黏蛋白球呈圆形、边界清楚,且边缘呈高回声、中心呈低回声。此外,无论患者是被动还是主动移动体位,黏蛋白球可以在囊肿内移动。

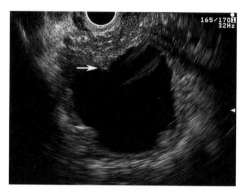

图5-4-2 黏液性囊性肿瘤

囊肿直径较大,囊壁不规则增厚,囊壁上可见乳头状结节突起(箭头所示)

(三)导管内乳头状黏液肿瘤(IPMN)

IPMN近年来在我国的发病率逐年增多。与SCA和MCN不同,IPMN在男性和女性中的发病率相同。任何年龄均可发病,60岁以上为高发年龄。肿瘤主要位于胰管内,有转移浸润的恶变倾向。病变可以累及部分或整个胰管,其中位于胰头部占60%,体尾部占40%。临床主要分为主胰管型、分支胰管型及混合型,病变与主胰管或分支胰管相通。

EUS下主胰管型IPMN表现为局限性或弥漫性主胰管扩张(>5mm),胰腺实质多有萎缩。内镜直视下可见乳头开口内有大量胶冻样液体,乳头开口张大呈鱼嘴样。分支胰管型IPMN可见分支胰管呈囊性扩张。在主胰管或囊肿内可以看到乳头状结节突起,常伴有囊壁或管壁不规则增厚,这些局部的低回声团块或附壁结节是恶性的征象(图5-4-3)。主胰管型5年的癌变率约为63%,分支型5年的癌变率相对较低,约为15%。此外,越来越多的证据表明,IPMN患者有发展成胰腺导管腺癌的风险。

在ERCP检查时,将高频超声微探头经内镜活检钳道插入胰管,进行管腔内超声(IDUS)扫描,IPMN主要表现为主胰管扩张,附壁见高回声的乳头状结节突起，高度＞4mm 者，通常认为有恶变倾向。Mukai 等研究 31 个病人通过手术和病理证实为 IPMN，6 例主胰管型、25 例分支胰管型；术前进行 IDUS。经腹部超声、CT、EUS 和胰管镜检查，结果显示通过 IDUS 可以显示小的病变、病变在胰管壁的浸润范围，病变对胰腺实质的浸润，这些可以了解主胰管 IPMN 的病变范围，以帮助决定手术的切除范围。还可以通过显示有否乳头样隆起来决定分支胰管型 IPMN 有否手术指征和手术范围。

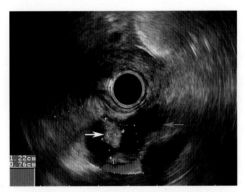

图 5-4-3　导管内乳头状黏液肿瘤
主胰管显著扩张（灰色箭头所示）伴附壁乳头状
结节突起（白色箭头所示）

三、EUS-FNA

仅凭 EUS 的影像学特征，有时很难将这些胰腺囊性疾病进行区分，需要进一步 EUS-FNA 以获取囊液行细胞学及肿瘤抗原（标记物）检查来明确诊断（表 5-4-1）。对于 MCN 和 IPMN，EUS-FNA 除可抽吸囊液外，还能对增厚的囊壁/隔膜、实性团块或附壁结节进行病理活检。

表 5-4-1　胰腺囊性疾病囊液检查比较

	黏稠度	淀粉酶	CEA	CA19-9	细胞学检测
假性囊肿	低	显著升高 [a]	低	低	无上皮细胞
浆液性囊腺瘤	低	低	低 [b]	低	浆液，立方上皮
黏液性囊性肿瘤	高	低	高	高	黏液，异型性不同的柱状上皮
导管内乳头状黏液肿瘤	高	高	高	高	黏液，异型性不同的柱状上皮

a　如果淀粉酶水平＜250U/ml，可以排除假性囊肿

b　如果 CEA 的浓度＜5ng/ml，可以排除黏液性疾病

四、其他胰腺囊性疾病

（一）胰腺实性假乳头状瘤（SPN）

SPN 占手术切除囊性肿瘤的 5%，好发于女性（约 90%），典型表现多见于 20 多岁青年患者。SPN 几乎都是单发病变，可出现在胰腺的任何部位。典型者呈囊实性病变，中央可伴有出血；一些病变可以呈实性。EUS 下 SPN 边界清晰，呈实性或囊实混合性病变，在高达 20% 的病例中存在不规则钙化。对病变行 EUS-FNA，如抽出的囊液呈血性，提示中央出血，可以为诊断提供线索。

（二）囊性神经内分泌肿瘤

大部分神经内分泌肿瘤是实性肿物，但少数可以出现囊性改变，发生于胰腺的任何部位，通常为单发，除非与某些综合征相关联，如多发性内分泌腺瘤或范希佩尔 - 林道综合征。病变不与主胰管相通。虽然其主要表现为囊性病变，但多数有增厚的囊壁或实性成分。通过穿刺活检可以得到细胞学结果，因此 EUS-FNA 是一个有效的诊断方法。

（三）囊性导管腺癌

胰腺导管腺癌也可以出现囊性变，这些囊肿与前面所描述的肿瘤性胰腺囊性疾病不同，囊肿的性质并不十分明确，常有不规则的厚壁和实性组织，EUS-FNA 定位活检可以明确诊断。

第五节 介入内镜超声在胰腺疾病治疗中的应用

一、内镜超声引导下胰腺假性囊肿的穿刺和引流

胰腺假性囊肿的传统治疗包括，外科进行胰腺假性囊肿胃或空肠吻合术，CT 引导下经腹壁囊肿穿刺引流术等，手术存在并发症高、成功率不理想、容易复发等问题。内镜超声引导下胰腺囊肿内引流由 Grimm 等在 1992 年首次报告。内镜超声引导下穿刺引流术在超声实时监控下进行，通过超声可以找到距离最近、可以避开血管、避免对穿刺路径及周围组织或器官的损伤，同时直接的胃或十二指肠与囊肿间的支架植入，这一手术近年来报告较多，普遍认为其疗效显著，成功率高、复发率低。一般数周到半年囊肿会消失，囊肿消失后支架会自行退至消化道内并脱落，并发症发生率相对较低。常见的并发症有出血和囊肿感染。并发出血可以通过操作前用彩色多普勒功能检查血管来避免，囊肿感染可同时采取留置鼻囊肿引流管冲洗，对于腔内有坏死而影响引流或引流不通畅时还可以通过穿刺点扩张后，用胃镜进入囊腔内进行坏死物的清创。

内镜治疗包括经胃腔壁穿刺引流和经 ERCP 支架植入治疗，方法的选择根

据囊肿部位、大小、与胰管相通与否而定。当囊肿很大,压迫胃或十二指肠,腔壁与胃壁距离近,胰管与囊肿无交通,可首选经腔壁穿刺引流;当囊肿很小、胰管与囊肿交通者,经 ERCP 胰管支架植入治疗作为首选的方法,这样可以减少出血,但是可能带来比经腔壁穿刺引流更多的感染机会。

（一）术前准备

常规检查包括血常规、血型、出凝血时间,术前常规给予静脉输注抗生素;内镜最好采用治疗用超声内镜,有大的工作孔道,X 线机,带导丝的针型刀,导丝,19G 穿刺针,扩大穿刺点电针,柱状气囊等。

（二）操作步骤

1. 确定穿刺点　用超声明确穿刺点,内镜下明确的隆起处,超声检查明确囊肿与腔壁的距离,避开血管,选择穿刺点应该避开血管、路径最短、角度适宜（图 5-5-1）。

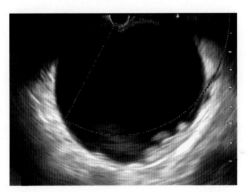

图 5-5-1　显示通过超声选择穿刺点,避开血管、路径最短

2. 穿刺　用 19G 穿刺针进行穿刺,进入囊腔有突破感,穿刺针进入囊腔后拔出枕芯,置入导丝,导丝最好在腔内盘 2 圈左右。通过导丝扩大穿刺点,通过囊肿切开刀、针型刀或 Sohendra retrieve 等以扩大穿刺点,最后用柱状气囊扩张器进行扩张（图 5-5-2）,通常扩张直径可以达到 1cm 左右。

3. 支架植入　通过导丝可以植入双猪尾支架或双蘑菇头支架（图 5-5-3）,塑料支架可以放到 2～3 个。

（三）术后护理

术后继续抗感染治疗 7 天,支架可以留置 3 个月或更长时间。

总结文献报道约 2000 例通过超声内镜引导的囊肿引流,总技术成功率为97%,临床有效率为 90%,复发率为 8%。

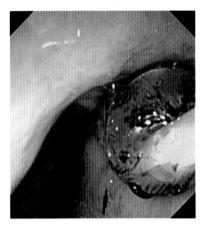

图 5-5-2 显示通过导丝使用柱状气囊对穿刺途径进行扩张

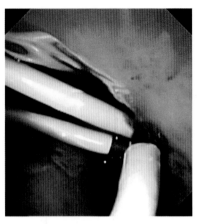

图 5-5-3 显示在胃腔与假性囊肿之间 2 个双猪尾支架

并发症：约有 17% 发生并发症，包括出血、感染、支架移位和穿孔。出血量小，大多通过保守治疗，量大者通过栓塞或外科治疗。感染发生，通过抗感染治疗大多有效；如果抗感染治疗无效，则可通过加强引流、进一步内镜清创治疗。穿孔，可通过通畅引流或外科手术治疗。支架囊肿内移位，大多通过内镜支架取出来解决。

二、内镜超声引导下腹腔神经丛阻滞

内镜超声引导下腹腔神经丛阻滞（celiac block，endosonography-guided celiac plexus neurolysis，EUS-CPN）是通过内镜超声引导下将药物注射于腹腔神经节区域，使腹腔干周围神经节受到破坏，用于治疗由于胰腺癌、慢性胰腺炎等引起的上腹部的疼痛。传统采用在 CT、X 线引导下经背侧穿刺和体表超声引导下经腹侧穿刺来进行腹腔神经丛阻滞，EUS-CPN 与这些方法相比，由于腹腔神经节与胃腔仅一壁相隔，穿刺距离近，定位更为准确，并发症大为减少，且操作简单。另外对胰腺癌患者应用 EUS 分期和 FNA 取材的同时就可顺便完成此操作，因而 EUS-CPN 大大提高 EUS 对胰腺癌应用价值。

适应证：①胰腺癌晚期，肿瘤浸润引起的腹痛；②慢性胰腺炎造成的腹痛。

禁忌证：①严重凝血机制障碍；②穿刺路径上有血管，通过调整方向和穿刺点均不能避开血管者。

使用器械：①超声内镜：见（内镜超声引导下针吸细胞学检查）；②穿刺针：用于专门注射用穿刺针；③药物：常用 2% 利多卡因注射液或 0.5% 布比卡因注射液，与其他药物联合应用以减轻注射药物产生疼痛。可以采用无水酒精，通过酒精的凝固作用使神经丛得到毁损。由于这种破坏是难以恢复的，所以止痛作用持久。对于慢性胰腺炎等良性疾病可用曲安西龙注射以减轻局部炎症渗出、水肿，抑制炎性介质的释放防止粘连及瘢痕形成，也能产生持久的止痛作用。

操作方法：超声内镜进镜到达贲门下，通过超声找到腹主动脉、腹腔干，分辨力高的超声可以显示神经节；选择穿刺点要求避开血管，穿刺点可以选择在腹腔干根部/神经节（图 5-5-4），或腹腔干两侧。

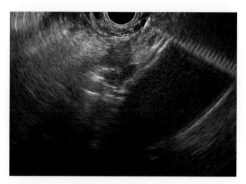

图 5-5-4　显示穿刺针穿刺进入腹腔干根部，准备进行腹腔神经节阻滞

总结了 8 个研究，共 235 个晚期胰腺癌患者，其疼痛控制的有效率为 80%；9 个研究，376 个慢性胰腺炎患者，疼痛控制有效率为 59.4%。

并发症：体位性低血压、腹泻、腹痛等。术前应输液，防止低血压。术中应监测血压。术后观察有无体位性低血压，观察 2 小时。腹泻多时间较短，可以自行恢复。

三、放射粒子的植入

通过超声引导，将放射粒子植入肿瘤瘤体内，对肿瘤进行局部的放射治疗，用于不能切除肿瘤的姑息治疗，目前主要用于晚期胰腺癌的治疗，结果对延长生存期有一定帮助。也有报道用于胰腺癌晚期疼痛者通过腹腔神经节植入放射粒子进行局部放射治疗，结果显示可以缓解腹部疼痛。

四、胰腺囊性肿瘤的治疗

胰腺囊性肿瘤包括多种病变，部分有恶性或潜在恶变的可能，因此需要谨慎处理。胰腺进行外科治疗风险高，并发症发生多，尤其是当病变位于胰头时，手术往往需要进行 Whipple 术，创伤大、死亡率高。原则上，对于恶性病变，只要患者情况允许首先考虑外科手术，但是对于没有恶变或只是恶变风险的病变，则往往考虑观察或选择局部治疗。

局部治疗可以选择内镜超声引导下胰腺囊性病变的消融治疗。包括无水乙醇的治疗，或无水酒精加化疗药物治疗。方法如同 EUS-FNA，强调术前预防性应用抗生素，穿刺成功后将囊液尽可能洗净（囊液用于检查癌胚抗原、淀粉酶、细胞学等检查以鉴别），注入等体积的无水酒精，囊内停留 3～5 分钟，洗净囊内液体，再注入紫杉醇。

研究表明，单纯无水酒精注射，其有效率可能为 40% 左右，而加用紫杉醇，其有效率可达 60% 以上。

五、胰管造影与支架植入术

ERCP 作为胰胆管疾病诊治的重要手段已经在临床广泛应用。但是，当患者已经有过胆管空肠吻合术，胰管空肠吻合术，患者因肿瘤压迫造成十二指肠狭窄内镜无法进入到十二指肠壶腹，或因解剖原因等造成 ERCP 无法进行或未成功。为了解除胰管梗阻，以往采用小肠镜辅助进行胰管操作或外科手术，前者成功率低，后者创伤大。内镜超声引导下胰管穿刺引流术（EUS-guided pancreatic duct drainage）通常是使用内镜超声引导下经胃或十二指肠球部进行胰管穿刺（图 5-5-5），通过导丝在胃、十二指肠球部与胰管之间置入支架（图 5-5-6），也可以将导丝经狭窄段、十二指肠乳头进入十二指肠腔内，再通过十二指肠镜完成 ERCP 相关操作。通过 EUS 引导进行胰管穿刺引流，作为 ERCP 的补充，提高内镜对胰胆管引流的成功率，拓展了 EUS 的应用范围。

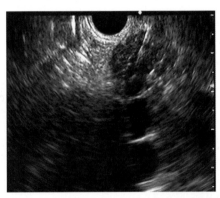

图 5-5-5 显示通过胃体对扩张胰管进行穿刺

总结 9 个研究，对上述情况的 205 位患者进行 EUS 引导下胰管穿刺引流术，技术成功率为 78%，临床有效率为 74.5%，并发症发生率为 20%。主要并发症包括胰腺炎、出血、穿孔或胰瘘等。目前报道失败的原因通常见于穿刺后路径的扩张困难，内镜穿刺与胰管形成的角度呈锐角。

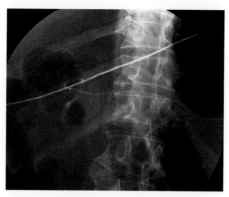

图 5-5-6 显示通过十二指肠球部与胰管之间植入单猪尾胰管支架

六、胰腺肿瘤注射治疗

内镜超声引导下穿刺注射术是在内镜超声引导下将药物导入胰腺肿瘤瘤体的技术，方法比较简单，有比较高的技术成功率。可以用于注射各种药物、生物制剂等，用于治疗胰腺癌晚期，并取得一定效果。目前最为有效的治疗是，对胰岛素瘤进行无水酒精注射，进行毁损手术，用于治疗因各种原因而无法或暂时无法进行手术者。

进行胰岛素瘤无水酒精注射治疗时，首先确定病变的大小和位置，确定使用药物的用量，直径小于 1cm 者注射 0.5～1ml，病变大者适当加量。穿刺时，一般使用 22G 穿刺针，穿刺针进入病变的中心位置，后负压未见血液后缓慢推注药物（图 5-5-7）。Levy 等对 5 例胰岛素瘤进行无水酒精注射，注射后症状立即减轻，并在随诊 5～38 个月过程中持续有效。还有研究对 8 例胰岛素瘤进行治疗，治疗次数 1～3 次，均有效，未有并发症发生。

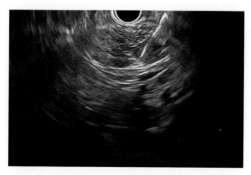

图 5-5-7 显示胰腺体部中等回声病变，穿刺针进入病变内，准备进行无水酒精注射

超声内镜应用于临床已有 30 多年时间，在消化系统疾病诊治中起了重要作用，尤其在胰腺疾病，无论在病变的诊断，特别是小胰腺癌的诊断作用目前还无可替代，在治疗方面如假性囊肿引流、脓肿的清创等都有重要作用。相信，随着技术不断开拓和进步，作用将更加显著。

（郭　涛　杨爱明）

参考文献

1. Rumack CM, Wilson SR, Charboneau JW, et al. Diagnostic Ultrasound. 4th ed. Philadelphia: MOSBY, 2011.

2. Guerra M, Gutiérrez L, Carrasco R, et al. Size and echogenicity of the pancreas in Chilean adults: echo tomography study in 261 patients. Rev Med Chil, 1995, 123(6): 720-726.

3. Piscaglia F, Nolsøe C, Dietrich CF, et al. The EFSUMB guidelines and recommendations on the clinical practice of contrast-enhanced ultrasound(CEUS): update 2011 on non-hepatic applications. Ultraschall Med, 2012, 33(1): 33-59.

4. D'Onofrio M, Gallotti A, Principe F, et al. Contrast-enhanced ultrasound of the pancreas. World J Radiol, 2010, 2(3): 97-102.

5. D'Onofrio M, Barbi E, Dietrich CF, et al. Pancreatic multicenter ultrasound study(PAMUS). Eur J Radiol, 2012, 81(4): 630-638.

6. Fan Z, Li Y, Yan K, et al. Application of contrast-enhanced ultrasound in the diagnosis of solid pancreatic lesions-a comparison of conventional ultrasound and contrast-enhanced CT. Eur J Radiol, 2013, 82(9): 1385-1390.

7. Xu M, Xie XY, Liu GJ, et al. The application value of contrast-enhanced ultrasound in the differential diagnosis of pancreatic solid-cystic lesions. Eur J Radiol, 2012, 81(7): 1432-1437.

8. Kawada N, Tanaka S. Elastography for the pancreas: current status and future perspective. World J Gastroenterol, 2016, 22(14): 3712-3724.

9. Hirooka Y, Kuwahara T, Irisawa A, et al. JSUM ultrasound elastography practice guidelines: pancreas. J Med Ultrason(2001), 2015, 42(2): 151-174.

10. D'Onofrio M, Zamboni G, Faccioli N, et al. Ultrasonography of the pancreas. 4. Contrast-enhanced imaging. Abdom Imaging, 2007, 32(2): 171-181.

11. Abraham SC, Leach S, Yeo CJ, et al. Eosinophilic pancreatitis and increased eosinophils in the pancreas. Am J Surg Pathol, 2003, 27(3): 334-342.

12. Jablonska B. Pancreatic cysts: etiology, diagnosis and management. Cent Eur J Med, 2014, 9(1): 92-107.

13. Sakorafas GH, Smyrniotis V, Reid-Lombardo KM, et al. Primary pancreatic cystic neoplasms of the pancreas revisited. Part IV: rare cystic neoplasms. Surg Oncol, 2012, 21(3): 153-163.

14. Law JK, Ahmed A, Singh VK, et al. A systematic review of solid-pseudopapillary neoplasms: are these rare lesions? Pancreas, 2014, 43(3): 331-337.

15. Zamboni G, Scarpa A, Bogina G, et al. Mucinous cystic tumors of the pancreas: clinicopathological features, prognosis, and relationship to other mucinous cystic tumors. Am J Surg Pathol, 1999, 23(4): 410-422.

16. Morana G, Guarise A. Cystic tumors of the pancreas. Cancer Imaging, 2006, 6: 60-71.

17. Del Chiaro M, Verbeke C, Salvia R, et al. European experts consensus statement on cystic tumours of the pancreas. Dig Liver Dis, 2013, 45(9): 703-711.

18. Brugge WR, Lauwers GY, Sahani D, et al. Cystic neoplasms of the pancreas. New Engl J Med, 2004, 351(12): 1218-1226.

19. Furuta K, Watanabe H, Ikeda S. Differences between solid and duct-ectatic types of pancreatic ductal carcinomas. Cancer, 1992, 69(6): 1327-1333.

20. Tanaka M. Intraductal papillary mucinous neoplasm of the pancreas: diagnosis and treatment. Pancreas, 2004, 28(3): 282-288.

21. Sugiyama M, Izumisato Y, Abe N, et al. Predictive factors for malignancy in intraductal papillary-mucinous tumours of the pancreas. Br J Surg, 2003, 90(10): 1244-1249.

22. Tanaka M, Kobayashi K, Mizumoto K, et al. Clinical aspects of intraductal mucinous neoplasm of the pancreas. J Gastroenterol, 2005, 40(7): 669-675.

23. Murakami Y, Uemura K, Hayashidani Y, et al. Predictive factors of malignant or invasive intraductal papillary-mucinous neoplasms of the pancreas. J Gastrointest Surg, 2007, 11(3): 338-344.

24. Itoh T, Hirooka Y, Itoh A, et al. Usefulness of contrast-enhanced transabdominal ultrasonography in the diagnosis of intraductal papillary mucinous tumors of the pancreas. Am J Gastroenterol, 2005, 100(1): 144-152.

25. Nagai K, Doi R, Ito T, et al. Single-institution validation of the international consensus guidelines for treatment of branch duct intraductal papillary mucinous neoplasms of the pancreas. J Hepatobiliary Pancreat Surg, 2009, 16(3): 353-358.

26. Siegel RL, Miller KD, Jemal A. Cancer statistics, 2016. CA Cancer J Clin, 2016, 66(1): 7-30.

27. Bilimoria KY, Bentrem DJ, Ko CY, et al. Validation of the 6th edition AJCC Pancreatic Cancer Staging System: report from the National Cancer Database. Cancer, 2007, 110(4): 738-744.

28. Dietrich CF, Cui XW, Schreiber-Dietrich DG, et al. EFSUMB guidelines 2011: comments and illustrations. Ultras chall Med, 2012, 33(Suppl 1): S11-21.

29. Klimstra DS, Rosai J, Heffess CS. Mixed acinar-endocrine carcinomas of the pancreas. Am J Surg Pathol, 1994, 18(8): 765-778.

30. Lowery MA, Klimstra DS, Shia J, et al. Acinar cell carcinoma of the pancreas: new genetic and treatment insights into a rare malignancy. Oncologist, 2011, 16(12): 1714-1720.

31. Seth AK, Argani P, Campbell KA, et al. Acinar cell carcinoma of the pancreas: an institutional

series of resected patients and review of the current literature. J Gastrointest Surg, 2008, 12(6): 1061-1067.

32. Chantarojanasiri T, Hirooka Y, Kawashima H, et al. Endoscopic ultrasound in the diagnosis of acinar cell carcinoma of the pancreas: contrast-enhanced endoscopic ultrasound, endoscopic ultrasound elastography, and pathological correlation. Endosc Int Open, 2016, 4(11): E1223-E1226.

33. Chen J, Baithun SI. Morphological study of 391 cases of exocrine pancreatic tumours with special reference to the classification of exocrine pancreatic carcinoma. J Pathol, 1985, 146(1): 17-29.

34. Wisnoski NC, Townsend CM Jr, Nealon WH, et al. 672 patients with acinar cell carcinoma of the pancreas: a population-based comparison to pancreatic adenocarcinoma. Surgery, 2008, 144(2): 141-148.

35. Kitagami H, Kondo S, Hirano S, et al. Acinar cell carcinoma of the pancreas clinical analysis of 115 patients from Pancreatic Cancer Registry of Japan Pancreas Society. Pancreas, 2007, 35(1): 42-46.

36. Ordóñez NG. Pancreatic acinar cell carcinoma. Adv Ana Pathol, 2001, 8(3): 144-159.

37. Schmidt CM, Matos JM, Bentrem DJ, et al. Acinar cell carcinoma of the pancreas in the United States: prognostic factors and comparison to ductal adenocarcinoma. J Gastrointest Surg, 2008, 12(12): 2078-2086.

38. Holen KD, Klimstra DS, Hummer A, et al. Clinical characteristics and outcomes from an institutional series of acinar cell carcinoma of the pancreas and related tumors. J Clin Oncol, 2002, 20(24): 4673-4678.

39. Hoorens A, Lemoine NR, McLellan E, et al. Pancreatic acinar cell carcinoma. An analysis of cell lineage markers, p53 expression, and Ki-ras mutation. Am J Pathol, 1993, 143(3): 685-698.

40. Riechelmann RP, Hoff PM, Moron RA, et al. Acinar cell carcinoma of the pancreas. Int J Gastrointest Cancer, 2003, 34(2-3): 67-72.

41. Hammer ST, Owens SR. Pancreatoblastoma: a rare, adult pancreatic tumor with many faces. Arch Pathol Lab Med, 2013, 137(9), 1224-1226.

42. Papaioannou G, Sebire NJ, McHugh K. Imaging of the unusual pediatric 'blastomas'. Cancer Imaging, 2009, 9: 1-11.

43. Yang X, Wang X. Imaging findings of pancreatoblastoma in 4 children including a case of ectopic pancreatoblastoma. Pediatr Radiol, 2010, 40(10): 1609-1614.

44. Naik VR, Jaafar H, Leow VM, et al. Pancreatoblastoma: a rare tumour accidentally found. Singapore Med J, 2006, 47(3): 232-234.

45. Montemarano H, Lonergan GJ, Bulas DI, et al. Pancreatoblastoma: imaging findings in 10 patients and review of the literature. Radiology, 2000, 214(2): 476-482.

46. Saif MW. Pancreatoblastoma. JOP, 2007, 8(1): 55-63.

47. Rosebrook JL, Glickman JN, Mortele KJ. Pancreatoblastoma in an adult woman: sonography, CT, and dynamic gadolinium-enhanced MRI features. AJR Am J Roentgenol, 2005, 184 (3 Suppl): S78-81.

48. Muguerza R, Rodriguez A, Formigo E, et al. Pancreatoblastoma associated with incomplete Beckwith-Wiedemann syndrome: case report and review of the literature. J Pediatr Surg, 2005, 40 (8): 1341-1344.

49. Gupta AK, Mitra DK, Berry M, et al. Sonography and CT of pancreatoblastoma in children. AJR Am J Roentgenol, 2000, 174 (6): 1639-1641.

50. Lee JY, Kim IO, Kim WS, et al. CT and US findings of pancreatoblastoma. J Comput Assist Tomogr, 1996, 20 (3): 370-374.

51. Rock J, Bloomston M, Lozanski G, et al. The spectrum of hematologic malignancies involving the pancreas: potential clinical mimics of pancreatic adenocarcinoma. Am J Clin Pathol, 2012, 137 (3): 414-422.

52. Adsay NV, Andrea A, Basturk O, et al. Secondary tumors of the pancreas: an analysis of a surgical and autopsy database and review of the literature. Virchows Arch, 2004, 444 (6): 527-535.

53. Sweeney AD, Fisher WE, Wu MF, et al. Value of pancreatic resection for cancer metastatic to the pancreas. J Surg Res, 2010, 160 (2): 268-276.

54. Washington K, McDonagh D. Secondary tumors of the gastrointestinal tract: surgical pathologic findings and comparison with autopsy survey. ModPathol, 1995, 8 (4): 427-433.

55. Z'graggen K, Fernández-del Castillo C, Rattner DW, et al. Metastases to the pancreas and their surgical extirpation. Arch Surg, 1998, 133 (4): 413-419.

56. Robbins EG 2nd, Franceschi D, Barkin JS. Solitary metastatic tumors to the pancreas: a case report and a review of the literature. Am J Gastroenterol, 1996, 91 (11): 2414-2417.

57. Kassabian A, Stein J, Jabbour N, et al. Renal cell carcinoma metastatic to the pancreas: a single-institution series and review of the literature. Urology, 2000, 56 (2): 211-215.

58. Di Stasi M, Lencioni R, Solmi L, et al. Ultrasound-guided fine needle biopsy of pancreatic masses: results of a multi-center study. Am J Gastroenterol, 1998, 93 (8): 1329-1333.

59. Memiş A, Parildar M. Interventional radiological treatment in complications of pancreatitis. Eur J Radiol, 2002, 43 (3): 219-228.

60. Brandt KR, Charboneau JW, Stephens DH, et al. CT and US-guided biopsy of the pancreas. Radiology, 1993, 187 (1): 99-104.

61. Sun MR, Brennan DD, Kruskal JB, et al. Intraoperative ultrasonography of the pancreas. Radiographics, 2010, 30 (7): 1935-1953.

62. Shin LK, Brant-Zawadzki G, Kamaya A, et al. Intraoperative ultrasound of the pancreas. Ultrasound Q, 2009, 25 (1): 39-48; quiz 48.

63. Long EE, Van Dam J, Weinstein S, et al. Computed tomography, endoscopic, laparoscopic, and intraoperative sonography for assessing resectability of pancreatic cancer. Surg Oncol, 2005, 14 (2): 105-113.

64. Jakimowicz JJ. Intraoperative ultrasonography in open and laparoscopic abdominal surgery: an overview. Surg Endosc, 2006, 20 Suppl 2: S425-435.

65. Barabino M, Santambrogio R, Pisani Ceretti A, et al. Is there still a role for laparoscopy combined with laparoscopic ultrasonography in the staging of pancreatic cancer? Surg Endosc, 2011, 25 (1): 160-165.

66. Cauley CE, Pitt HA, Ziegler KM, et al. Pancreatic enucleation: improved outcomes compared to resection. J Gastrointest Surg, 2012, 16 (7): 1347-1353.

67. Fendrich V, Bartsch DK, Langer P, et al. Diagnosis and surgical treatment of insulinoma-experiences in 40cases. Dtsch Med Wochenschr, 2004, 129 (17): 941-946.

68. Lin MX, Kuang M, Xu M, et al. Ultrasound and contrast-Enhanced ultrasound for evaluation of irreversible electroporation ablation: in vivo proof of concept in normal porcine liver. Ultrasound Med Biol, 2016, 42 (11): 2639-2649.

69. Fujita N, Inui K, Kida M, et al. Standard imaging techniques in the pancreatobiliary region using radial scanning endoscopic ultrasonography. Dig Endosc, 2004, 16 (suppl.1): s118-s133.

70. Yamao K, Irisawa A, Inoue H, et al. Standard imaging techniques of endoscopic ultrasound-guided fine-needle aspiration using a curved linear array echoendoscope. Dig Endosc, 2007, 19 (suppl.1): s180-s205.

71. Gress FG, Hawes RH, Savides TJ, et al. Endoscopic ultrasond-guided fine-needle aspiration biopsy using linear array radial scanning endosonography. Gastrointest Endosc, 1997, 45: 243-250.

72. Wiersema MJ, Vilmann P, Giovannini M, et al. Endosonography guided fine- needle aspiration biopsy: diagnostic accuracy and complication assessment. Gastroenterology, 1997, 112 (4): 1087-1095.

73. Fritsher-Ravens A, Sriram PV, Bobrowski C, et al. Mediastinal lymphadenopathy in patients with or without previous malignancy: EUS FNA-based differential cytodiagnosis in 153 patients. Am J Gastroenterol, 2000, 95 (9): 2278-2284.

74. Giovannini M, Seitz JF, Monges G, et al. Fine-needle aspiration cytology guided by endoscopic ultrasonography: Result in 141 patients. Endoscopy, 1995, 27 (2): 171-177.

75. Frossard JL, Sosa-Valencia L, Amouyal G, et al. Usefulness of endoscopic ultrasonography in patients with "idiopathic" acute pancreatitis. Am J Med, 2000, 109 (3): 196-200.

76. Lee YT, Chan FK, Leung WK, et al. Comparison of EUS and ERCP in the investigation with suspected biliary obstruction caused by choledocholithiasis: a randomized study. Gastrointest Endosc, 2008, 67 (4): 660-668.

77. Verma D, Kapadia A, Eisen GM, et al. EUS vs MRCP for detection of choledocholithiasis. Gastrointest Endosc, 2006, 64 (2): 248-254.

78. Gardner TB, Levy MJ. EUS diagnosis of chronic pancreatitis. Gastrointest Endosc. 2010, 71 (7): 1280-1289.

79. Rajan E, Clain JE, Levy ML, et al. Age-related changes in the pancreas identified by EUS: a prospective evaluation. Gastrointest Endosc. 2005, 61 (3): 401-406.

80. Catalano MF, Sahai A, Levy M, et al. EUS-based criteria for the diagnosis of chronic pancreatitis: the Rosemont classification. Gastrointest Endosc. 2009, 69 (7): 1251-1261.

81. D'Souza SL, Anderson MA, Korsnes SJ, et al. EUS diagnostic criteria for chronic pancreatitis: a comparison of conventional versus Rosemont criteria. Dig Dis Sci. 2015, 60 (12): 3782-3787.

82. Del Pozo D, Poves E, Tabernero S, et al. Conventional versus Rosemont endoscopic ultrasound criteria for chronic pancreatitis: interobserver agreement in same day back-to-back procedures. Pancreatology.2012, 12 (3): 284-287.

83. Napoleon B, Alvarez-Sanchez MV, Gincoul R, et al. Contrast enhanced harmonic endoscopic ultrasound in solid lesions of the pancreas: Results of a pilot study. Endoscopy. 2010, 42 (7): 564-570.

84. Hoki N, Mizuno N, Sawaki A, et al. Diagnosis of autoimmune pancreatitis using endoscopic ultrasonography. J Gastroenterol.2009, 44 (2): 154-159.

85. Palazzo M, Palazzo L, Aubert A, et al. Irregular narrowing of the main pancreatic duct in association with a wall thickening is a key sign at endoscopic ultrasonography for the diagnosis of autoimmune pancreatitis. Pancreas. 2015; 44 (2): 211-215.

86. Kanno A, Masamune A, Shimosegawa T. Endoscopic approaches for the diagnosis of autoimmune pancreatitis. Dig Endosc. 2015; 27 (2): 250-258.

87. Naitoh I, Nakazawa T, Ohara H, et al. Endoscopic transpapillary intraductal ultrasonography and biopsy in the diagnosis of IgG4-related sclerosing cholangitis. J Gastroenterol. 2009; 44 (11): 1147-1155.

88. Deshpande V, Mino-Kenudson M, Brugge WR, et al. Endoscopic ultrasound guided fine needle aspiration biopsy of autoimmune pancreatitis: diagnostic criteria and pitfalls. Am J Surg Pathol. 2005, 29 (11): 1464-1471.

89. Kanno A, Ishida K, Hamada S, et al. Diagnosis of autoimmune pancreatitis by EUS-FNA by using a 22-gauge needle based on the International Consensus Diagnostic Criteria. Gastrointest Endosc. 2012, 76 (3): 594-602.

90. Dietrich CF, Hirche TO, Ott M, et al. Real-time tissue elastography in the diagnosis of autoimmune pancreatitis. Endoscopy. 2009, 41 (8): 718-720.

91. Kobayashi G, Fujita N, Noda Y, et al. Vascular image in autoimmune pancreatitis by contrast-enhanced color-Doppler endoscopic ultrasonography: Comparison with pancreatic cancer. Endosc Ultrasound. 2014, 3 (Suppl 1): S13.

92. Imazu H, Kanazawa K, Mori N, et al. Novel quantitative perfusion analysis with contrast-enhanced harmonic EUS for differentiation of autoimmune pancreatitis from pancreatic carcinoma. Scand J Gastroenterol. 2012, 47 (7): 853-860.

93. Muller MF, Meyenberger C, Bertschinger P, et al. Pancreatic tumors: evaluation with

endoscopic US, CT, and MR imaging. Radiology. 1994, 190(3): 745-751.

94. Dewitt J, Devereaux B, Chriswell M, et al. Comparison of endoscopic ultrasonography and multidetector computed tomography for detecting and staging pancreatic cancer. Ann Intern Med. 2004, 141(10): 753-763.

95. Wang W, Shpaner A, Krishna SG, et al. Use of EUS-FNA in diagnosing pancreatic neoplasm without a definitive mass on CT. Gastrointest Endosc. 2013, 78(1): 73-80.

96. Ahmad NA, Lewis JD, Siegelman ES, et al. Role of endoscopic ultrasound and magnetic resonance imaging in the preoperative staging of pancreatic adenocarcinoma. Am J Gastroenterol 2000, 95(8): 1926-1931.

97. Soriano A, Castells A, Ayuso C, et al. Preoperative staging and tumor resectability assessment of pancreatic cancer: prospective study comparing endoscopic ultrasonography, helical computed tomography, magnetic resonance imaging, and angiography. Am J Gastroenterol 2004, 99(3): 492-501.

98. Hewitt MJ, McPhail MJ, Possamai L, et al. EUS-guided FNA for diagnosis of solid pancreatic neoplasms: a meta-analysis. Gastrointest Endosc. 2012, 75(2): 319-331.

99. Rösch T, Dittler HJ, Strobel K, et al. Endoscopic ultrasound criteria for vascular invasion in the staging of cancer of the head of the pancreas: a blind reevaluation of videotapes. Gastrointest Endosc. 2000, 52(4): 469-477.

100. Săftoiu A, Vilmann P. Role of endoscopic ultrasound in the diagnosis and staging of pancreatic cancer. J Clin Ultrasound. 2009, 37(1): 1-17.

101. Chen J, Yang R, Lu Y, et al. Diagnostic accuracy of endoscopic ultrasound-guided fine-needle aspiration for solid pancreatic lesion: a systematic review. J Cancer Res Clin Oncol. 2012, 138(9): 1433-1441.

102. Turner BG, Cizginer S, Agarwal D, et al. Diagnosis of pancreatic neoplasia with EUS and FNA: a report of accuracy. Gastrointest Endosc. 2010, 71(1): 91-98.

103. Dewitt J, Devereaux BM, Lehman GA, et al. Comparison of endoscopic ultrasound and computed tomography for the preoperative evaluation of pancreatic cancer: a systematic review. Clin Gastroenterol Hepatol. 2006, 4(6): 717-725.

104. Hunt GC, Faigel DO. Assessment of EUS for diagnosing, staging, and determining resectability of pancreatic cancer: a review. Gastrointest Endosc 2002, 55(2): 232-237.

105. Puli SR, Bechtold ML, Buxbaum JL, Eloubeidi MA. How good is endoscopic ultrasound-guided fine-needle aspiration in diagnosing the correct etiology for a solid pancreatic mass?: A meta-analysis and systematic review. Pancreas 2013, 42(1): 20-26.

106. Horwhat JD, Paulson EK, McGrath K, et al. A randomized comparison of EUS-guided FNA versus CT or US-guided FNA for the evaluation of pancreatic mass lesions. Gastrointest Endosc 2006, 63(7): 966-975.

107. Volmar KE, Vollmer RT, Jowell PS, et al. Pancreatic FNA in 1000 cases: a comparison of imaging modalities. Gastrointest Endosc 2005, 61(7): 854-861.

108. Pais SA, Al-Haddad M, Mohamadnejad M, et al. EUS for pancreatic neuroendocrine tumors: a single-center, 11-year experience. Gastrointest Endosc. 2010, 71 (7): 1185-1193.

109. Ishikawa T, Itoh A, Kawashima H, et al. Usefulness of EUS combined with contrast-enhancement in the differential diagnosis of malignant versus benign and preoperative localization of pancreatic endocrine tumors. Gastrointest Endosc. 2010, 71 (6): 951-959.

110. Khashab MA, Yong E, Lennon AM, et al. EUS is still superior to multidetector computerized tomography for detection of pancreatic neuroendocrine tumors. Gastrointest Endosc. 2011, 73 (4): 691-696.

111. Puli SR, Kalva N, Bechtold ML, et al. Diagnostic accuracy of endoscopic ultrasound in pancreatic neuroendocrine tumors: a systematic review and meta analysis. World J Gastroenterol. 2013, 19 (23): 3678-3684.

112. Jani N, Khalid A, Kaushik N, et al. EUS-guided FNA diagnosis of pancreatic endocrine tumors: new trends identified. Gastrointest Endosc, 2008, 67 (1): 44-50.

113. Cizginer S, Turner BG, Bilge AR, et al. Cyst fluid carcinoembryonic antigen is an accurate diagnostic marker of pancreatic mucinous cysts. Pancreas. 2011, 40 (7): 1024-1028.

114. Fasanella KE, McGrath K. Cystic lesions and intraductal neoplasms of the pancreas. Best Pract Res Clin Gastroenterol. 2009, 23 (1): 35-48.

115. Brugge WR. Evaluation of pancreatic cystic lesions with EUS. Gastrointest Endosc. 2004; 59 (6): 698-707.

116. Brugge WR, Lewandrowski K, Lee-Lewandrowski E, et al. Diagnosis of pancreatic cystic neoplasms: a report of the cooperative pancreatic cyst study. Gastroenterology. 2004, 126 (5): 1330-1336.

117. Van der Waaij LA, van Dullemen HM, Porte RJ. Cyst fluid analysis in the differential diagnosis of pancreatic cystic lesions: a pooled analysis. Gastrointest Endosc. 2005, 62 (3): 383-389.

118. Frossard JL, Amouyal P, Amouyal G, et al. Performance of endosonography-guided fine needle aspiration and biopsy in the diagnosis of pancreatic cystic lesions. Am J Gastroenterol. 2003, 98 (7): 1516-1524.

119. Al-Rashdan A, Schmidt CM, Al-Haddad M, et al. Fluid analysis prior to surgical resection of suspected mucinous pancreatic cysts. A single centre experience. J Gastrointest Oncol. 2011, 2 (4): 208-214.

120. Kimura W, Moriya T, Hirai I, et al. Multicenter study of serous cystic neoplasm of the Japan Pancreas Society. Pancreas. 2012, 41 (3): 380-387.

121. Yamao K, Yanagisawa A, Takahashi K, et al. Clinicopathological features and prognosis of mucinous cystic neoplasm with ovarian-type stroma: a multi-institutional study of the Japan Pancreas Society. Pancreas. 2011, 40 (1): 67-71.

122. Mukai H, Yasuda K, Nakajima M. Differential diagnosis of mucin-producing tumors of the pancreas by intraductal ultrasonography and peroral pancreatoscopy. Endoscopy 1998, 30 Suppl 1: A99-102.

123. Thomas T, Bebb J, Mannath J, et al. EUS-guided pancreatic cyst brushing: a comparative study in a tertiary referral centre. JOP. 2010, 11(2): 163-169.

124. Stoita A, Earls P, Williams D. Pancreatic solid pseudopapillary tumours—EUS FNA is the ideal tool for diagnosis. ANZ J Surg. 2010, 80(9): 615-618.

125. Wiersema MJ, Wiersema LM. Endosonography-guided celiac plexus neurolysis. Gastrointest Endosc, 1996, 44(6): 656-662.

126. Fabbri C, Luigiano C, Lisotti A, et al. Endoscopic ultrasound-guided treatments: Are we getting evidence based - a systematic review. World J Gastroenterol 2014, 20(26): 8424-8448.

127. Gress F, Schmitt C, Sherman S, et al. Endoscopic ultrasound-guided celiac plexus block for managing abdominal pain associated with chronic pancreatitis: a prospective single center experience. Am J Gastroenterol. 2001, 96(2): 409-416.

128. Muscatiello N, Panella C, Pietrini L, et al. Complication of endoscopic ultrasound-guided celiac plexus neurolysis. Endoscopy 2006, 38(8): 858.

129. Sun S, Xu H, Xin J, et al. Endoscopic ultrasound-guided interstitial brachytherapy of unresectable pancreatic cancer: results of a pilot trial. Endoscopy 2006, 38(4): 399-403.

130. Jin Z, Du Y, Li Z, et al. Endoscopic ultrasonography-guided interstitial implantation of iodine 125-seeds combined with chemotherapy in the treatment of unresectable pancreatic carcinoma: a prospective pilot study. Endoscopy 2008, 40(4): 314-320.

131. Binmoeller KF, Soehendra N. Endoscopic ultrasonography in the diagnosis and treatment of pancreatic pseudocysts. Gastrointest Endosc Clin N Am 1995, 5(4): 805-816.

132. Fabbri C, Luigiano C, Maimone A, et al. Endoscopic ultrasound guided drainage of pancreatic fluid collections. World J Gastrointest Endosc 2012, 4(11): 479-488.

133. Varadarajulu S, Christein JD, Tamhane A, et al. Prospective randomized trial comparing EUS and EGD for transmural drainage of pancreatic pseudocysts (with videos). Gastrointest Endosc 2008, 68(6): 1102-1111.

134. Will U, Fueldner F, Thieme AK, et al. Transgastric pancreatography and EUS- guided drainage of the pancreatic duct. J Hepatobiliary Pancreat Surg 2007, 14(4): 377-382.

135. Tessier G, Bories E, Arvanitakis M, et al. EUS-guided pancreatogastrostomy and pancrea-tobulbostomy for the treatment of pain in patients with pancreatic ductal dilatation inaccessible for transpapillary endoscopic therapy. Gastrointest Endosc 2007, 65(2): 233-241.

136. Kahaleh M, Hernandez AJ, Tokar J, et al. EUS-guided pancreaticogastrostomy: analysis of its efficacy to drain inaccessible pancreatic ducts. Gastrointest Endosc 2007, 65(2): 224-230.

137. Ergun M, Aouattah T, Gillain C, et al. Endoscopic ultrasound-guided transluminal drainage of pancreatic duct obstruction: long-term outcome. Endoscopy 2011, 43(6): 518-525.

138. Fujii LL, Topazian MD, Abu Dayyeh BK, et al. EUS-guided pancreatic duct intervention: outcomes of a single tertiary-care referral center experience. Gastrointest Endosc 2013, 78(6): 854-864.e1.

139. DeWitt J, DiMaio CJ, Brugge WR. Long-term follow-up of pancreatic cysts that resolve radiologically after EUS-guided ethanol ablation. Gastrointest Endosc 2010, 72(4): 862-866.

140. Oh HC, Seo DW, Lee TY, et al. New treatment for cystic tumors of the pancreas: EUS-guided ethanol lavage with paclitaxel injection. Gastrointest Endosc 2008, 67(4): 636-642.

141. Hecht JR, Bedford R, Abbruzzese JL, et al. A phase I/II trial of intratumoral endoscopic ultrasound injection of ONYX-015 with intravenous gemcitabine in unresectable pancreatic carcinoma. Clin Cancer Res 2003, 9(2): 555-561.

142. Vleggaar FP, Bij de Vaate EA, Valk GD, et al. Endoscopic ultrasound-guided ethanol ablation of a symptomatic sporadic insulinoma. Endoscopy 2011, 43 Suppl 2 UCTN: E328-E329.

143. Levy MJ, Ompson GB, Topazian MD, et al. US-guided ethanol ablation of insulinomas: a new treatment option. Gastrointest Endosc 2012, 75(1): 200-206.

144. Park DH, Choi JH, Oh D, et al. Endoscopic ultrasonography-guided ethanol ablation for small pancreatic neuroendocrine tumors: results of a pilot study. Clin Endosc 2015, 48(2): 158-164.

145. 赵玉沛. 北京协和医院胰腺疾病多学科诊治. 北京：人民卫生出版社, 2014.

146. 姜玉新, 戴晴. 北京协和医院医疗诊疗常规：超声诊断科诊疗常规. 第2版. 北京：人民卫生出版社, 2012: 120-140.

147. 中国医师协会超声医师分会. 产前超声和超声造影检查指南. 北京：人民军医出版社, 2013.

148. 谢娟, 吴蓉, 姚明华. 声触诊组织定量技术测量胰腺弹性的初步研究. 同济大学学报（医学版）, 2012, 33(6): 90-94.

149. 梁瑾瑜, 谢晓燕, 李雯, 等. 胰腺癌定量超声造影与微血管密度的相关性研究. 中华肝胆外科杂志, 2012, 18(3): 188-191.

150. 王延杰, 孙利, 严昆, 等. 胰腺神经内分泌肿瘤超声造影表现与病理对照. 中华超声影像学杂志, 2016, 25(3): 207-211.

151. 于晓玲, 梁萍, 董宝玮, 等. 超声造影诊断胰腺局灶性病变的诊断价值. 中国医学影像学杂志, 2008, 16(3): 170-173.

152. 钟跃, 罗燕, 卢强. 超声造影对急性重症胰腺炎的诊断价值初探. 中华超声影像学杂志, 2010, 19(6): 495-497.

153. 黄春旺, 王光霞. 超声造影在胰腺炎诊断中的应用. 中国中西医结合外科杂志, 2010, 16(6): 718-720.

154. 丁玖乐, 邢伟, 陈杰, 等. 8例自身免疫性胰腺炎的影像学表现. 江苏医药, 2012, 38(7): 815-817.

155. 郭晓钟. 提高对嗜酸性胰腺炎的认识. 中华消化杂志, 2012, 32(9): 643-644.

156. 王益林, 雷若庆, 郭滟, 等. 非肿瘤性胰腺真性囊肿21例诊治体会. 胰腺病学, 2007, 7(3): 163-166.

157. 徐钟慧, 姜玉新, 欧阳云淑, 等. 胰腺实性假乳头状瘤的超声表现. 中华超声影像学杂志, 2007, 16(3): 233-235.

158. 李巧凤，蒋天安，赵齐羽，等．胰腺实性假乳头状瘤的超声造影表现．中国超声医学杂志，2014，30（6）：538-541.

159. 龙江，罗国培，金凯舟，等．胰腺实性假乳头状瘤的超声表现．中国癌症杂志，2014，24（9）：676-678.

160. 中华医学会外科学分会胰腺外科学组．胰腺囊性疾病诊治指南（2015版）．中华肝胆外科杂志，2015，21（10）：649-653.

161. 中华医学会外科学分会胰腺外科学组．胰腺癌诊治指南（2014）．临床肝胆病杂志，2014，30（12）：1240-1245.

162. 钱家鸣，杨立新．胰腺癌的临床表现．胃肠病学，2004，9（2）：105-107.

163. 岳林先．实用胰腺疾病超声诊断学．成都：四川科学技术出版社，2012：147-158.

164. 严昆，戴莹，王艳滨，等．超声造影对胰腺占位病变的诊断应用价值．中华超声影像学杂志，2006，15（5）：361-364.

165. 苏一巾，杜联芳，李凡，等．实时超声造影技术在胰腺癌早期诊断中的应用．中华临床医师杂志（电子版），2010，4（9）：1689-1690.

166. 董宝玮，温朝阳．介入超声学实用教程．北京：人民军医出版社，2013，53-55.

167. 何文．实用介入性超声学．北京：人民卫生出版社，2012：6-75.

168. 郭涛，杨爱明，钱家鸣，等．超声内镜在慢性胰源性腹痛中的诊断价值．中华消化内镜杂志，2006，23（3）：164-168.

169. 郭涛，杨爱明，钱家鸣．慢性胰腺炎的超声内镜诊断及相关进展．中华消化内镜杂志，2016，33（12）：891-894.

170. 郭涛，杨爱明，姚方，等．管腔内超声对胰胆疾病诊断价值的初探．中华消化内镜杂志，2008，25（6）：286-289.

171. 杨爱明，陆星华，钱家鸣，等．超声内镜在胰岛细胞瘤定位诊断中的作用．中华消化内镜杂志，2006，23（3）：169-171.

172. 舒慧君，杨爱明，钱家鸣，等．内镜超声在非胰岛素瘤胃肠胰腺神经内分泌肿瘤定位诊断中的作用．胃肠病学，2008，13（4）：213-216.

173. 郭涛，杨爱明，钱家鸣，等．内镜超声在胰腺神经内分泌肿瘤术前定位诊断中的应用．中华临床医师杂志，2012，6（6）：154-156.